Mama, es juckt!

Was Kinderhaut braucht —
von liebevoller Pflege bis
zu einem sicheren Umgang
mit Hautkrankheiten

Die Deutsche Nationalbibliothek verzeichnet diese Publikation in der Deutschen Nationalbibliografie; detaillierte bibliografische Daten sind im Internet über *http://dnb.d-nb.de* abrufbar.

Anschrift des Verlags
KVM — Der Medizinverlag
Dr. Kolster Verlags-GmbH
Ifenpfad 2—4
12107 Berlin

Autorenkontakt
fabienne.bradfisch@outlook.de

www.kvm-medizinverlag.de

1. Auflage 2025

Projektleitung: Renate Mannaa, Berlin
Lektorat: Renate Mannaa, Berlin
Layout und Satz: David Kühn, Berlin
Gesamtproduktion: KVM — Der Medizinverlag, Berlin
Druck: GZH d.o.o. (www.gzh.hr), Zagreb
Printed in Croatia

ISBN 978-3-86867-764-5

Wichtige Hinweise

Wie jede Wissenschaft ist die Medizin ständigen Entwicklungen unterworfen. Forschung und klinische Erfahrung erweitern unsere Erkenntnisse. Soweit in diesem Werk Behandlungsempfehlungen gegeben werden, darf der Leser darauf vertrauen, dass Autorin und Verlag große Sorgfalt darauf verwandt haben, dass die Angaben dem Wissensstand bei Fertigstellung des Werkes entsprechen.

Für Angaben und Empfehlungen in diesem Buch kann vom Verlag keine Gewähr übernommen werden. Ihre Anwendungen erfolgen auf eigene Verantwortung. Im Zweifelsfall und bei länger andauernden Beschwerden Ihres Kindes suchen Sie bitte einen Kinder- bzw. Facharzt auf.

Das Buch enthält Verlinkungen zu externen Webseiten. Diese Webseiten unterliegen der Haftung der jeweiligen Seitenbetreiber. Bei Verknüpfung der externen Links waren keine Rechtsverstöße ersichtlich. Auf die aktuelle und künftige Gestaltung der verlinkten Seiten hat der Verlag keinen Einfluss. Bei Bekanntwerden von Rechtsverstößen werden die betroffenen externen Links unverzüglich gelöscht.

DR. MED. FABIENNE BRADFISCH

MAMA, ES JUCKT!

Was Kinderhaut braucht – von liebevoller Pflege bis zu einem sicheren Umgang mit Hautkrankheiten

KVM – DER MEDIZINVERLAG

Die Autorin

Dr. med. Fabienne Bradfisch ist Fachärztin für Dermatologie und Venerologie. Nach Stationen an den Universitätskliniken Mainz und Frankfurt am Main ist sie aktuell in der Rosenpark Klinik in Darmstadt tätig. Neben ihrer Arbeit als Ärztin teilt sie ihr Wissen als Autorin mehrerer Fachbücher im Bereich der Dermatologie. Als Mutter liegt ihr die Hautgesundheit der Kleinsten ganz besonders am Herzen – mit dem Ziel, Eltern zu unterstützen und ihnen praxisnahe sowie verständliche Lösungen an die Hand zu geben. Im Praxisalltag begegnet sie den Fragen und Sorgen von Familien und weiß, worauf es bei der richtigen Kinderhautpflege ankommt.

Warum dieses Buch?

Zart wie ein Babypopo – diese Redewendung kommt nicht von ungefähr. Kinderhaut ist weich und geschmeidig, aber auch empfindlich und anspruchsvoll und stellt Eltern regelmäßig vor die Frage, wie sie diese optimal pflegen können.

Als Hautärztin und Mutter werde ich immer wieder mit Fragen zur kindlichen Haut konfrontiert: „Kannst du mal schnell schauen? Was könnte das sein? Was soll ich da draufmachen?" Diese Fragen erreichen mich überall, in der Praxis, wenn eine Patientin noch schnell ein mitgebrachtes Foto ihres Enkels zeigt, vom Nachbar im Treppenhaus oder per WhatsApp von Freunden und Familie.

Warum ist das so? Ein Grund ist sicherlich, dass es heutzutage schwer ist, einen zeitnahen Termin beim Hautarzt zu bekommen, wenn kein Notfall vorliegt, und lange Wartezeiten sind eher die Regel als die Ausnahme. Das Internet bietet zwar eine Fülle an Informationen, aber es fehlt oft die klare, verlässliche Orientierung. In dieser Unsicherheit ist es nur verständlich, sich an jemanden im eigenen Umfeld zu wenden, der medizinisches Wissen hat. Allerdings ist die schnelle Diagnose per Messenger und Foto keine ideale Lösung.

Kinder sind keine kleinen Erwachsenen. Ihre Haut ist empfindlicher, ihre Bedürfnisse unterscheiden sich deutlich und so manche Erkrankung verläuft bei ihnen anders als im Erwachsenenalter. Hier liegt die eigentliche Herausforderung. Eltern wollen das Beste für ihre Kinder, aber ihnen fehlen häufig die nötigen Informationen, um die richtigen Entscheidungen zu treffen.

Dabei muss es nicht gleich eine Krankheit sein. Gerade nach der Geburt stehen viele Eltern vor einem Berg von Fragen. Was ist das Richtige für die zarte Babyhaut? Wie schütze ich mein Kind vor der ersten Sonne? Und was muss ich beachten, wenn wir das erste Mal gemeinsam in den Urlaub fahren?

Als Mutter einer kleinen Tochter weiß ich genau, wie überwältigend es sein kann, wenn die Haut eines Neugeborenen oder Kleinkinds plötzlich unbekannte Veränderungen zeigt. Ich erinnere mich noch lebhaft an den Moment, als meine Tochter erstmals einen Ausschlag bekommen hatte. Trotz meines fachlichen Hintergrunds habe auch ich mich gefragt, was genau ich hier sehe und ob ich das Richtige tue. In solchen Momenten wird einem bewusst, wie komplex die Haut ist.

Die Haut ist das größte Organ unseres Körpers, eine facettenreiche, sensible Schicht, die uns jeden Tag beschützt und berührt.

Bei Kindern spielt die Haut eine besondere Rolle. Sie ist ihre unmittelbare Verbindung zur Umwelt, zu den Eltern und zu allem, was das Leben ausmacht. Die Hautoberfläche eines Kindes ist im Verhältnis zum Körper viel größer als bei Erwachsenen. Sie ist dünner, empfindlicher und noch lange nicht so „fertig" wie unsere Erwachsenenhaut. Und doch muss sie schon enorm viel leisten. Die Haut ist eine Schutzbarriere, aber auch eine Leinwand, die zeigt, wie es deinem Kind geht. Rote Wangen bei Fieber, blasse Haut bei Erschöpfung, Ausschläge bei Allergien, vieles, was sich innerlich abspielt, zeigt sich auf der Haut.

Und dann ist da noch etwas ganz Wunderbares! Über die Haut nehmen wir Kontakt auf. Jede liebevolle Berührung, beim Kuscheln, Einschlafen oder Wickeln, setzt das Kuschelhormon Oxytocin frei. Dieses kleine Wundermittel entspannt dein Kind, gibt ihm Geborgenheit und stärkt die Bindung. Deshalb verdient die Haut unserer Kinder besondere Aufmerksamkeit und Pflege. Und das von Anfang an.

Dieses Buch habe ich für alle geschrieben, die das Leben eines Kindes begleiten. Für Eltern, Großeltern, Erzieher, Lehrer, Hebammen und Ärzte ohne dermatologische Spezialisierung, für alle, die mehr über dieses faszinierende Organ erfahren wollen. Es geht darum, Kinderhaut und ihre Entwicklung in den ersten Jahren besser zu verstehen und ein Gespür dafür zu entwickeln, wann es sinnvoll ist zu handeln. Sei es mit hilfreichen Tipps, die zu Hause angewendet werden können, oder mit dem Hinweis, wann ärztlicher Rat eingeholt werden sollte.

Ich möchte Vorurteile und Missverständnisse rund um Kinderhaut abbauen. Keine Hautkrankheit sollte mit falschen Vorstellungen oder Scham behaftet sein, besonders nicht bei Kindern, die eine vertrauensvolle und offene Atmosphäre brauchen.

In diesem Buch findest du praxisnahe Informationen, die dir helfen, Unsicherheiten im Umgang mit Hautveränderungen abzubauen und Entscheidungen zu treffen, ohne bei jedem kleinen Fleckchen sofort an den nächsten Arzttermin denken zu müssen. Aber auch praktische Tipps zur täglichen Hautpflege kommen nicht zu kurz. Das Buch ist ein Leitfaden, um deinem Kind zu einer gesunden Haut und einem sicheren Gefühl zu verhelfen – voller Vertrauen und ohne unnötige Sorgen.

Im ersten Teil erhältst du eine umfassende Einführung zur Pflege der empfindlichen Kinderhaut. Dazu gehören auch wichtige Informationen rund um den Sonnenschutz und hilfreiche Tipps für den Alltag.

Im zweiten Teil stelle ich die häufigsten Hautprobleme vor, die in der Kinderdermatologie auftreten können. Du erfährst, worum es sich bei der jeweiligen Erkrankung handelt, was du selbst tun kannst und wann es sinnvoll ist, ärztliche Hilfe in Anspruch zu nehmen.

Natürlich kann dieses Buch keine fundierte Beratung durch medizinisches Fachpersonal ersetzen. Es soll dir jedoch Orientierung bieten, Hintergrundwissen vermitteln und dich dabei unterstützen, ruhig und informiert mit den Herausforderungen der Kinderhaut umzugehen.

Darüber hinaus sind noch die QR-Codes zu erwähnen, die du an vielen Stellen im Buch findest und die dich zu aktuellen Empfehlungen für Pflegeprodukte führen. Diese Codes werden regelmäßig aktualisiert, sodass du stets die besten und sichersten Produkte für dein Kind findest.

Ich wünsche allen Lesenden, dass sie an diesem Buch Freude haben und darin die erhoffte Hilfestellung im Umgang und der Pflege der kindlichen Haut finden.

Inhalt

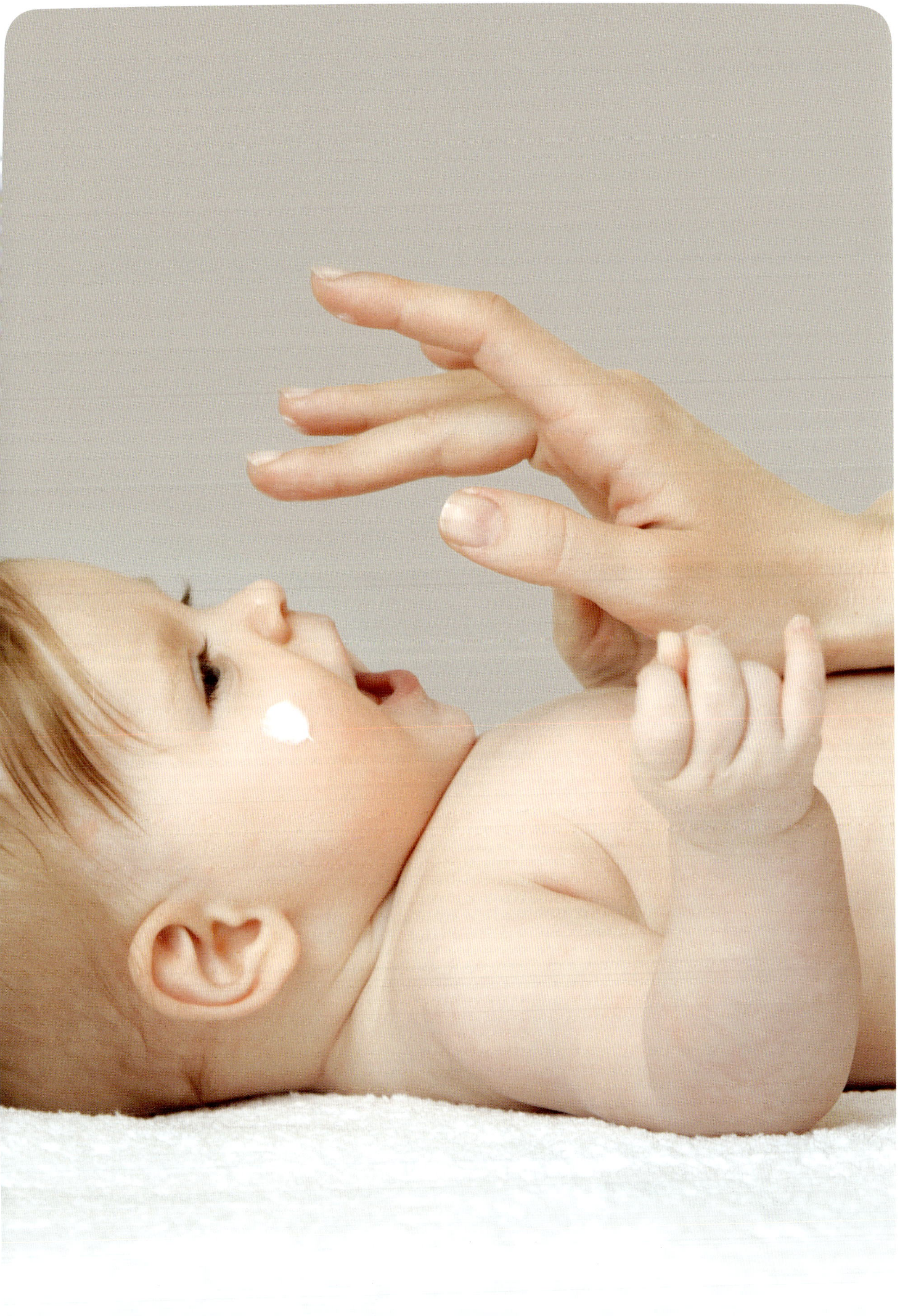

1 Die Haut

Schauen wir uns den Aufbau der Haut einmal genauer an. Keine Sorge, auch wenn du gleich einige Fachbegriffe lesen wirst, wird dir vieles davon vertraut vorkommen – entweder aus den Inhaltsangaben deiner Pflegeprodukte oder aus den Marketing- und Werbeversprechen, die diese begleiten.

Die menschliche Haut besteht aus drei Hauptschichten:

- **Epidermis (Oberhaut),** die unseren Körper vor Umwelteinflüssen schützt,
- **Dermis (Lederhaut),** die für Festigkeit und Elastizität sorgt,
- **Subkutis (Unterhaut),** die als Polster und Energiespeicher dient.

1.1 Die Epidermis — unsere Schutzschicht

Die Epidermis ist die äußere Schicht der Haut und bildet eine schützende Barriere gegen äußere Einflüsse. Perfekt eingespielt, arbeiten verschiedene Zellschichten der Epidermis zusammen, um diese Aufgabe zu erfüllen.

Ganz unten, in der sogenannten Basalschicht, beginnt das Leben der Hautzellen. Hier entstehen ständig neue Zellen, die sich teilen und langsam an die Hautoberfläche wandern. Auf ihrem Weg produzieren die Zellen Keratin, ein Protein, das ihnen Kraft und Stabilität verleiht und sie bereit macht, den Herausforderungen der Außenwelt standzuhalten.

Doch diese Zellen leisten noch mehr. Sie produzieren Fette wie Ceramide, Cholesterin und freie Fettsäuren, die sich in den Zwischenräumen an-

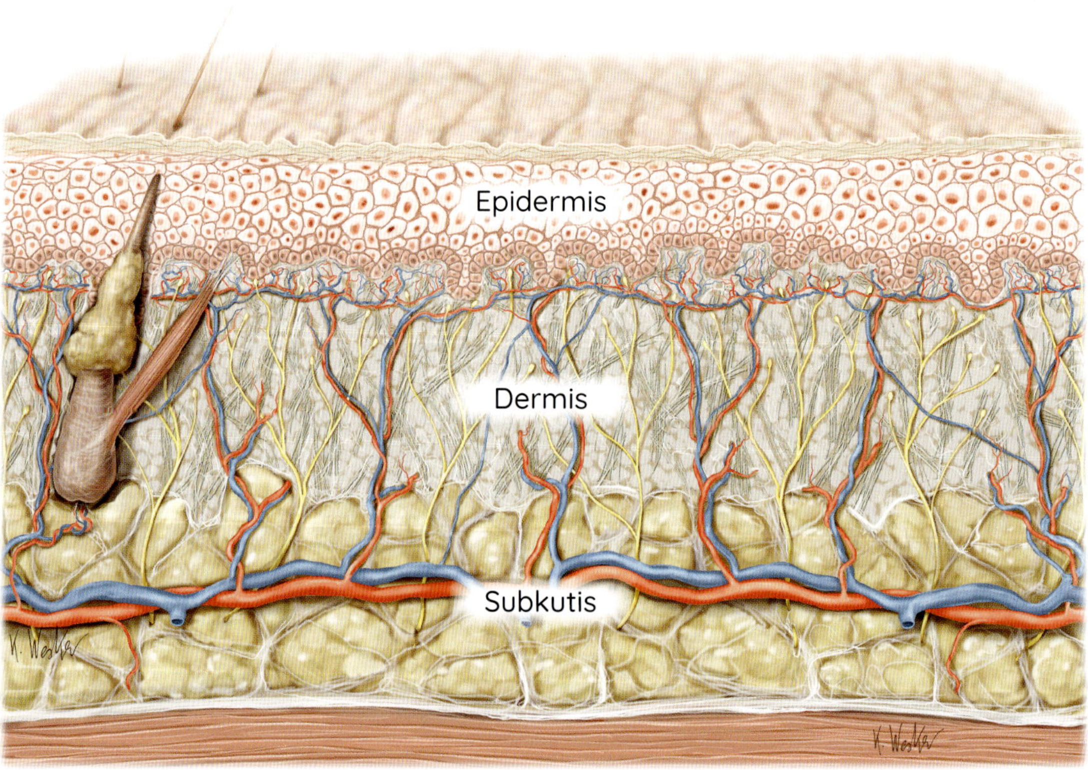

ordnen und die Zellen fest miteinander verbinden Man kann sich das wie eine Mauer vorstellen, bei der die Zellen die Steine und die Fette den Mörtel bilden. Diese Barriere hält Schadstoffe und Keime fern und verhindert gleichzeitig, dass Feuchtigkeit aus der Haut entweicht.

Damit die Haut jedoch Feuchtigkeit nicht nur halten, sondern auch effektiv binden kann, ist der Natural Moisturizing Factor (NMF) unverzichtbar. Diese Mischung aus Aminosäuren, Milchsäure, Harnstoff und Glycerin wirkt wie ein Feuchtigkeitsmagnet. Der NMF zieht Wasser an und sorgt dafür, dass die Haut weich und widerstandsfähig bleibt.

Der gesamte Prozess von der Entstehung der Zellen in der Basalschicht bis zum natürlichen Abschuppen an der Hautoberfläche, dauert etwa 28 Tage. Die Epidermis erneuert sich also ständig und bleibt dadurch stets funktionstüchtig.

Die Epidermis ist nicht nur eine physische Barriere, sie ist auch ein wichtiger Teil des Immunsystems. Spezielle Immunzellen, wie die Langerhans-Zellen, agieren als Wächter. Sie erkennen potenzielle Eindringlinge wie Bakterien oder Viren und aktivieren, sobald ein Fremdstoff entdeckt wird, die körpereigene Immunantwort. Im Gegensatz zu den Hautzellen, die vor allem ein mechanische Schutzfunktion erfüllen, sind die Langerhans-Zellen aktiv an der Immunabwehr beteiligt und tragen so zur komplexen Barrierefunktion der Haut bei.

Melanin – der Sonnenschutz der Natur

In der Basalschicht befinden sich auch Melanozyten, Zellen, die für die Farbe unserer Haut verantwortlich sind. Interessanterweise ist die Anzahl dieser Zellen bei allen Menschen nahezu gleich. Unterschiede entstehen durch die Aktivität der Melanozyten, die unterschiedlich viel Melanin produzieren.

Melanin ist ein Pigment und bestimmt nicht nur unsere Haut- und Haarfarbe, sondern auch den Grad der Bräunung.

Melanin ist wie ein eingebauter Sonnenschirm für die Haut, der die empfindlichen Zellen der Epidermis vor schädlichen UV-Strahlen schützt. Sobald die Haut der Sonne ausgesetzt ist, beginnen die Melanozyten, verstärkt Melanin zu produzieren, um den Schutz zu erhöhen. Das ist auch der Grund, warum unsere Haut nach dem Sonnenbaden dunkler wird.

Doch Vorsicht – gleich zu Beginn dieses Buches ein wichtiger Hinweis: Aus dermatologischer Sicht gibt es keine gesunde Bräune. Jede Form der Bräunung zeigt an, dass die Haut bereits UV-Schäden erlitten hat. Melanin ist zwar ein natürlicher Schutz, aber kein vollständiger. Deshalb sind zusätzliche Maßnahmen wie Sonnenschutzmittel und angemessene Kleidung unverzichtbar. Dazu aber mehr in Kapitel 3.

1.2 Die Dermis – das stabile Fundament

Unter der Epidermis liegt die Dermis, auch Lederhaut genannt. Sie ist der mittlere Abschnitt der Haut und verleiht ihr Stabilität und Elastizität. Hier befinden sich nicht nur Blutgefäße, die die Haut mit Nährstoffen versorgen, sondern auch Haarwurzeln sowie Talg- und Schweißdrüsen, die essenzielle Funktionen der Haut übernehmen.

Die Talgdrüsen produzieren eine dünne Fettschicht, die sich auf der Hornschicht – das ist die oberste Schicht der Epidermis – ablagert. Dieser Talgfilm schützt die Haut zusätzlich vor dem Austrocknen und bildet eine weitere Barriere gegen äußere Einflüsse. Im Prinzip ist es ein sanfter Schutzmantel, der die Haut zusätzlich geschmeidig hält. Gleichzeitig sorgen die Schweißdrüsen für die Temperaturregulierung und schützen vor Überhitzung. In der Dermis befinden sich außerdem zahlreiche

Nervenendungen, die Reize wie Berührung, Druck, Schmerz und Temperatur wahrnehmen. Diese Signale werden an das Gehirn weitergeleitet und ermöglichen es der Haut, Umweltreize zu registrieren und unser Empfinden für die Welt um uns herum zu schärfen. Auch finden sich in der Dermis verschiedene Immunzellen, die zur Abwehr von Infektionen beitragen, indem sie Entzündungsreaktionen einleiten und die Haut bei Verletzungen schützen. Gemeinsam mit den Langerhans-Zellen der Epidermis bilden sie eine zweite Verteidigungslinie, die unsere Haut vor äußeren Gefahren schützt.

Elastin- und Kollagenfasern verleihen der Haut ihre Spannkraft und Stabilität. Man kann sich diese Fasern wie ein Gummiband vorstellen, das immer wieder gedehnt wird und das nach Jahren intensiver Nutzung langsam seine Spannkraft verliert. Feine Linien und Falten entstehen als unvermeidliche Folge des Alterns und der täglichen Beanspruchung. Doch auch wenn die jugendliche Spannkraft mit der Zeit nachlässt, bleibt die Haut ein einzigartiger Zeuge unseres Lebens – voller Schönheit, Bedeutung und Individualität.

1.3 Die Subkutis — das wärmende Polster

Die Subkutis, auch Unterhaut genannt, ist die tiefste Schicht der Haut und besteht überwiegend aus Fettgewebe. Dieses Gewebe erfüllt mehrere wichtige Funktionen. Es schützt die darunterliegenden Muskeln und Organe wie ein Polster vor Druck und Stößen. Zusätzlich speichert die Subkutis Energie und hilft, die Körpertemperatur zu regulieren, indem sie vor Kälte schützt. Darüber hinaus dient sie als Speicher für fettlösliche Vitamine.

1.4 Die Säuglingshaut — was ist anders?

Die Haut von Neugeborenen unterscheidet sich in vielerlei Hinsicht von der Haut Erwachsener. Die Epidermis ist dünner, und die Hornschicht besteht aus weniger Zelllagen. Der „Mörtel" aus Ceramiden und anderen Fetten zwischen den Zellen ist noch nicht vollständig ausgebildet, wodurch Feuchtigkeit schneller verloren geht. Dadurch ist die Haut der Kleinen anfälliger für Trockenheit, Reizungen und Infektionen. Die Babyhaut unterscheidet sich auch im pH-Wert deutlich von der Erwachsenenhaut. Bei Babys liegt er mit etwa 6,5 im neutralen bis leicht sauren Bereich, da der Säureschutzmantel erst nach und nach entsteht. Bei Erwachsenen ist der pH-Wert mit etwa 5,5 deutlich saurer und sorgt für eine stärkere Barrierefunktion der Haut.

Die Immunzellen und Schutzmechanismen der Babyhaut sind ebenfalls noch unausgereift, was sie empfindlicher gegenüber Keimen und Reizungen macht. Auch die mittlere Hautschicht, die Dermis, weist deutliche Unterschiede auf. Sie ist bei Babys dünner und enthält weniger entwickelte Kollagen- und Elastinfasern. Dies macht die Haut weicher und dehnbarer, aber zugleich anfälliger für Druck und Reibung. Kleine Kratzer oder Schürfwunden können daher leichter entstehen.

Die unreife Dermis beeinflusst auch die Fähigkeit der Haut, die Temperatur zu regulieren. Die Blutgefäße sind bei Babys dichter angeordnet als bei Erwachsenen, wodurch Kleinkinder schneller auskühlen oder überhitzen können. Gleichzeitig ist die Subkutis, das Fettgewebe unter der Haut, noch im Aufbau. Das erschwert die Wärmeisolierung, weshalb besonders Frühgeborene einen zusätzlichen Schutz vor Kälte benötigen. Eine leichte Mütze kann hier entscheidend sein, da über den Kopf viel Wärme verloren geht.

Hinzu kommt, dass die Schweißdrüsen von Babys zwar angelegt, aber funktionell noch unreif sind. Dadurch können sie weniger effizient schwitzen, was die Fähigkeit der Haut, die Körpertemperatur zu regulieren, weiter einschränkt. Interessant ist auch die Anzahl der Talgdrüsen. Wusstest du, dass dein Kind von Geburt an alle Talgdrüsen besitzt, die es ein Leben lang haben wird? Diese Anzahl ist genetisch festgelegt. Pro Quadratzentimeter Haut sind das natürlich deutlich mehr als bei Erwachsenen, und diese sind bei der Geburt voll funktionsfähig.

Zusätzlich können die Talgdrüsen durch Hormone der Mutter, die während der Schwangerschaft oder beim Stillen übertragen werden, angeregt werden. Das kann zu einer sogenannten Babyakne führen, die jedoch harmlos ist und von selbst verschwindet (s. Seite 27). Umgekehrt neigen nicht gestillte Babys eher zu trockener Haut, da der hormonelle Einfluss fehlt. Nach einigen Wochen oder nach dem Abstillen reduziert sich die Aktivität der Talgdrüsen erheblich und bleibt bis zur Pubertät stark verringert.

Alle diese Faktoren, die dünne Epidermis, der unausgereifte Säureschutzmantel, die empfindliche Dermis und die noch eingeschränkte Temperaturregulation, machen die Haut von Babys besonders anfällig. Sie benötigt daher spezielle Pflege mit sanften Produkten, die den natürlichen pH-Wert unterstützen, Feuchtigkeit spenden und die Barrierefunktion stärken. Zudem sollte die Haut vor Kälte und UV-Strahlen geschützt werden. Mit der richtigen Pflege bleibt die Haut deines Babys geschmeidig, gesund und gut geschützt. Ein Thema, das wir uns in den folgenden Kapiteln anschauen werden.

1.5 Hauttypen — trocken, fettig oder gemischt

Du hältst gerade dein Neugeborenes in den Armen und kannst dich kaum sattsehen. Du riechst den unverwechselbaren Duft seiner Haut und spürst ihre zarte, verletzliche Oberfläche und fragst dich vielleicht, wie man diese empfindliche Haut richtig pflegt.

In den ersten Tagen nach der Geburt kann die Haut deines Kindes trockener wirken und beginnt sich zu schuppen. Dieser völlig normale Prozess, die sogenannte Desquamation zeigt, wie sich die Haut an die Welt außerhalb des Mutterleibs anpasst. Nach ein paar Wochen, wenn sich die Haut eingewöhnt und weiterentwickelt hat, wird sie in der Regel weich und geschmeidig – das ist quasi die „normale" Babyhaut.

Doch nicht bei allen Neugeborenen verläuft diese Entwicklung gleich. Die Haut kann trocken oder fettiger sein, je nach genetischer Veranlagung, die bereits früh den Weg der Hautentwicklung bestimmt.

Trockene Haut

Man könnte meinen, trockener Haut fehle einfach nur Feuchtigkeit. Doch das greift zu kurz. Das Problem liegt weniger im Feuchtigkeitsmangel selbst, sondern darin, dass die Haut nicht in der Lage ist, die Feuchtigkeit zu bewahren. Ihr fehlt es an Fetten, dem abdichtenden Mörtel zwischen den Hornzellen. Dadurch wirkt die Haut rau, schuppig und kann jucken. Sie neigt zu kleinen Rissen, durch die Viren, Bakterien und Pilze leichter eindringen können. Kinder mit trockener Haut haben daher ein höheres Risiko, Ekzeme zu entwickeln.

Neben genetischen Faktoren können auch äußere Einflüsse trockene Haut begünstigen. Eine übertriebene Reinigung mit Seifen und Duschbädern trocknet die Haut aus. Ebenso führen überheizte Räume im Winter zu Problemen.

Ich erinnere mich gut daran, wie ich in den Wintermonaten aus Sorge, meine Tochter könnte frieren, die Heizung aufdrehte. Das Zimmer war wohlig warm, und ich dachte, ich hätte alles richtig gemacht. Doch nach einigen Tagen fiel mir auf, dass ihre kleinen Beine deutlich trockener und rauer wurden. Dieser Moment war eine Erinnerung daran, wie wichtig das richtige Raumklima für die Gesundheit der Babyhaut ist

Fettige Haut

Es gibt Kinder, die zu fettiger Haut neigen. Bei kleinen Kindern sind die Talgdrüsen meist noch nicht voll aktiv, weshalb fettige Haut seltener vorkommt. Dennoch kann eine genetische Veranlagung, kombiniert mit äußeren Einflüssen wie übermäßiger Pflege mit reichhaltigen Produkten, dazu führen, dass die Haut mehr Talg produziert als nötig. Das Ergebnis ist eine Haut, die glänzend und ölig wirkt und bis auf wenige Ausnahmen, wie eine Lotion im Winter (s. Seite 10), ohne Rückpflege auskommt.

Mischhaut

Mischhaut, bei der trockene und fettige Hautstellen gleichzeitig auftreten, ist in der Regel ein Thema, das erst im Teenageralter relevant wird. Bei kleinen Kindern ist die Hautstruktur meist ausgeglichen. Trotzdem können äußere Faktoren wie das Klima oder ungeeignete Hautpflegeprodukte dazu führen, dass einzelne Hautpartien zeitweise trockener und andere fettiger erscheinen.

Die richtige Wahl der Kleidung

- Reine Wolle kann die Haut zusätzlich austrocknen und reizen. Es ist besser, dass sie nicht direkt auf der Haut getragen wird.
- Baumwolle ist weich, atmungsaktiv und sanft zur Haut, weshalb sie sich besonders für Babys, Allergiker und Neurodermitiker eignet. Sie nimmt Feuchtigkeit wie Schweiß gut auf, bleibt jedoch nass und trocknet langsam. Daher kann sie bei starkem Schwitzen unangenehm kühl wirken, vor allem in kalter Umgebung.
- Kombinierte Materialien bieten eine bessere Lösung, da sie die Vorteile verschiedener Stoffe vereinen. Ideal bei empfindlicher Haut ist eine Wolle-Seide-Kombination, die wärmend und zugleich hautfreundlich ist.

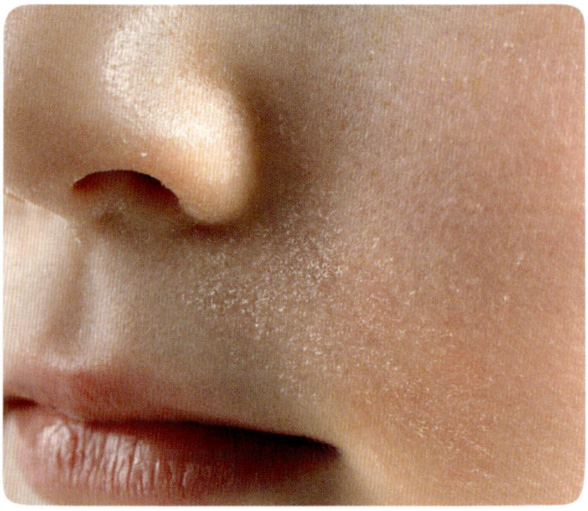
Trockene Haut

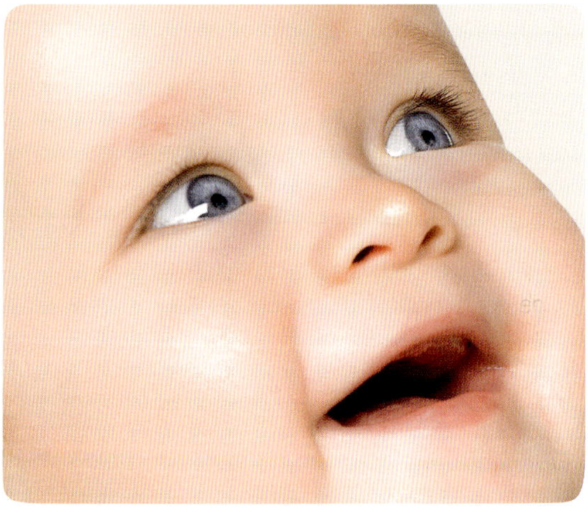
Fettige Haut

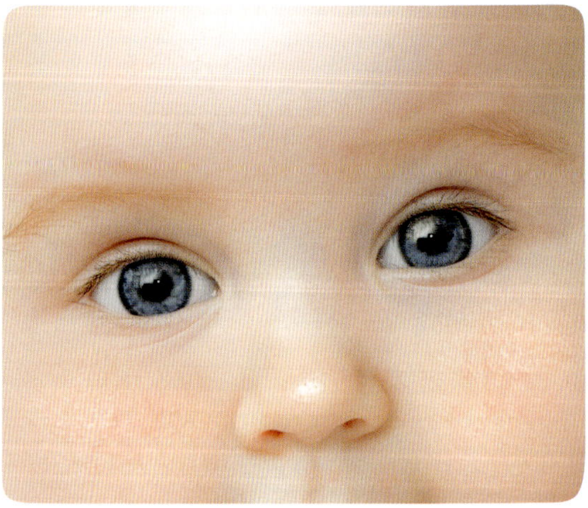
Mischhaut

2 Allgemeine Hautpflege: Weniger ist mehr

Wenn es um die Hautpflege deines Kindes geht, gilt der Leitspruch „Weniger ist mehr". Zu viele Produkte oder Inhaltsstoffe können die empfindliche Kinderhaut reizen oder ihre natürliche Balance stören. Gleichzeitig gibt es nicht die eine Pflege, die immer und für jeden passt. Die Bedürfnisse der Haut deines Kindes ändern sich regelmäßig und werden von genetischen Faktoren und äußeren Einflüssen wie den Jahreszeiten beeinflusst. Im Sommer bei feuchter Hitze z. B. braucht die Haut eine andere Pflege als im Winter, wenn kalte, trockene Luft sie strapaziert. Das kann auf den ersten Blick verwirrend sein und den Eindruck erwecken, dass es fast unmöglich ist, die richtige Pflege zu finden. Aber keine Sorge, wenn du ein paar grundlegende Spielregeln kennst und die Haut deines Kindes aufmerksam beobachtest, wirst du intuitiv die richtigen Entscheidungen treffen.

Die kindliche Haut ist durchlässiger als die eines Erwachsenen, und das Verhältnis von Körperoberfläche zu Gewicht ist deutlich höher. Deshalb müssen die Inhaltsstoffe der Pflegeprodukte unbedingt unbedenklich sein. Je nach Hautzustand sollte die Pflege entweder Feuchtigkeit oder Fette liefern – und das Ganze in der richtigen Balance. Außerdem sollte die Textur, wie Öl, Creme oder Lotion, regelmäßig an die aktuellen Bedürfnisse der Haut angepasst werden.

2.1 Auf Inhaltsstoffe achten

Was für Erwachsene unbedenklich sein mag, kann bei Kindern schnell problematisch werden. Duftstoffe, aggressive Konservierungsmittel und synthetische Zusätze reizen die empfindliche Haut, fördern Allergien und schwächen die natürliche Schutzbarriere. Deshalb ist es besonders wichtig, Pflegeprodukte bewusst auszuwählen und die Inhaltsstoffe sorgfältig zu prüfen, anstatt sich von Verpackung oder Werbeversprechen leiten zu lassen. Mit der folgenden Liste kannst du schnell erkennen, welche Inhaltsstoffe der empfindlichen Kinderhaut schaden können und warum. So wählst du sicher Produkte aus, die sanft und hautverträglich sind. Wenn du dir beim Einkaufen unsicher bist, geben dir praktische Apps wie ToxFox oder CodeCheck Orientierung im Dschungel der Inhaltsstoffe.

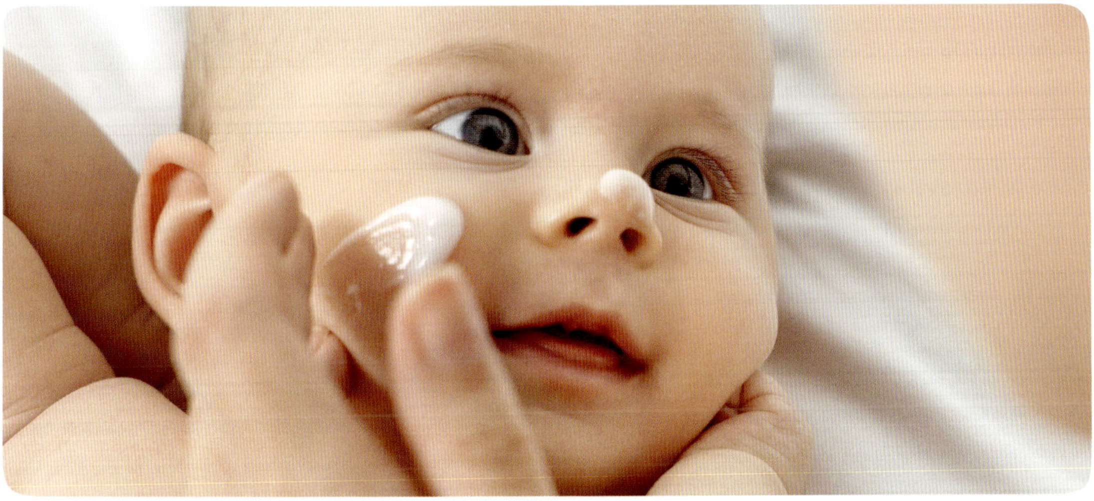

Checkliste: Inhaltsstoffe, die du vermeiden solltest

→ Konservierungsstoffe

- Parabene (z. B. Methylparaben, Propylparaben, Butylparaben, Ethylparaben) können hormonelle Störungen verursachen
- Formaldehyd und Formaldehyd-Abspalter (z. B. DMDM Hydantoin, Quaternium-15, Imidazolidinyl Urea, Diazolidinyl Urea) sind reizend, möglicherweise krebserregend
- EDTA (z. B. Disodium EDTA, Tetrasodium EDTA) ist schwer abbaubar und belastet die Umwelt

→ Duftstoffe

- Synthetische Duftstoffe (z. B. Fragrance, Parfum) und natürliche Duftstoffe (meist aus ätherischen Ölen gewonnen, wie Linalool, D-Limonene, Citronellol, Geraniol, Eugenol, Benzyl benzoate oder Cinnamal) können allergische Reaktionen und Hautreizungen auslösen

→ Propolis (Bienenharz)

- Sollte aufgrund eines hohen Allergierisikos gemieden werden

→ Lanolin (Wollwachs oder Wollfett)

- Sollte aufgrund eines hohen Allergierisikos gemieden werden

→ Korbblüter (Compositae)

- Korbblüter wie Arnika (Arnika montana), echte Kamille (Chamomilla recutita) und Ringelblume (Calendula officinialis) sollten aufgrund eines hohen Allergierisikos gemieden werden

→ Austrocknende Alkohole

- Ethanol, Isopropyl Alcohol, Alcohol Denat., Methanol – diese Alkohole werden als Lösungsmittel verwendet, trocknen die Haut aus und schwächen die Barriere

→ Sulfate

- Sodium Lauryl Sulfate (SLS), Sodium Laureth Sulfate (SLES), Ammonium Lauryl Sulfate – Sulfate sind starke Tenside, die die Haut austrocknen und reizen können

→ Mineralöle

- Paraffinum Liquidum, Petrolatum, Cera Microcristallina, Microcrystalline Wax sind Nebenprodukte der Erdölverarbeitung, die die Haut versiegeln und bei längerer Anwendung die natürliche Regeneration behindern. Zudem können sie mit Mineralölrückständen (MOAH) verunreinigt sein, deren möglicher Zusammenhang mit einem erhöhten Krebsrisiko bislang nicht ausgeschlossen werden konnte

→ PEGs (Polyethylenglykole)

- PEGs wie bspw. PEG-40 Stearate oder PEG-6 Caprylic/Capric Glycerides können die Hautbarriere schwächen und sind biologisch schlecht abbaubar

→ Synthetische Farbstoffe

- CI-Nummern (z. B. CI 19140, CI 42090) werden verwendet, um Produkte optisch ansprechender zu machen, können jedoch Hautreizungen und allergische Reaktionen verursachen

→ Palmöl

- Elaeis Guineensis Oil, Hydrogenated Palm Glycerides – der Anbau trägt zur Regenwald-abholzung und zur Zerstörung von Lebensräumen bei
  Aber: Im Gegensatz zu den anderen bedenklichen Inhaltsstoffen, die strikt gemieden werden sollten, stellt Palmöl meiner Meinung nach einen zu diskutierenden Sonderfall dar. Ein völliger Verzicht fördert Alternativen wie Rapsöl, die durch Monokulturen Böden und Artenvielfalt belasten. Statt das Problem zu verlagern, ist es sinnvoll, auf nachhaltige Produktion zu achten und nur zertifiziertes Palmöl in kleinen Mengen zu verwenden

→ Mikroplastik

- Polyethylen (PE), Polypropylen (PP), Polymethylmethacrylat (PMMA), Polyamid-12, Polyamid-6 sind kleine Kunststoffpartikel, die schwer abbaubar sind und die Umwelt belasten

→ Schwer abbaubare Polymere

- Acrylates Copolymer, Carbomer, Polyquaternium-10, Polyacrylat sind biologisch schwer abbaubar und belasten die Umwelt ähnlich wie Mikroplastik

→ Nanopartikel

- Titanium Dioxide (Nano), Zinc Oxide (Nano) werden in Sonnencremes verwendet, sind jedoch potenziell schädlich für Kinder und Wasserlebewesen

→ Silikone

- Dimethicone, Cyclopentasiloxane, Cyclohexasiloxane, Trimethylsiloxysilicate sind biologisch schwer abbaubar, belasten die Umwelt und können die Haut versiegeln, wodurch bei längerer Anwendung der natürlichen Hautstoffwechsel gestört wird

2.2 Die richtige Textur – Öl, Lotion oder doch lieber Creme?

Die richtige Pflegeform hängt vom Hauttyp deines Kindes ab. Für den häufigsten Fall, normale und relativ unempfindliche Haut, gibt es eine einfache Grundregel. Die Hautbarriere, also die Hornschicht, schützt vor Feuchtigkeitsverlust, ist aber bei kleinen Kindern noch nicht vollständig entwickelt. Ziel der Pflege sollte immer sein, diese natürliche Barriere sanft zu stärken. Pflanzliche Öle eignen sich dafür besonders gut.

Pflanzliche Öle – sanfte Helfer der Natur

Für Kinderhaut eignen sich besonders kaltgepresste Öle wie Mandel-, Jojoba-, Sonnenblumen-, Kokos- oder Traubenkernöl. Kaltgepresst deshalb, weil diese Öle nicht erhitzt werden und dadurch wertvolle Fettsäuren, Vitamine und Antioxidantien erhalten bleiben. Gerade diese Inhaltsstoffe unterstützen die Hautbarriere optimal. Im Gegensatz dazu verlieren raffinierte Öle durch die Erhitzung viele ihrer pflegenden Inhaltsstoffe.

Öle

Doch nicht nur das Was, sondern auch das Wie ist entscheidend. Wird das Öl auf die feuchte Haut aufgetragen, entsteht eine natürliche Emulsion, die tief in die Haut eindringt. Das Wasser spendet die nötige Feuchtigkeit, während sich das Öl mit den hauteigenen Lipiden verbindet. Dadurch wird die Hautbarriere gestärkt und die Verdunstung von Feuchtigkeit wirksam verhindert. Wird Öl dagegen auf trockene Haut aufgetragen, legt es sich nur wie ein Film auf die Oberfläche. Es bindet kein Wasser und der Schutz vor Verdunstung ist deutlich geringer. Trockene Haut kann mit der Zeit sogar noch weiter austrocknen. Im Allgemeinen reicht es aus, die Haut ein- bis zweimal pro Woche mit Feuchtigkeit zu versorgen.

Während Mandel-, Jojoba-, Sonnenblumen-, Kokos- oder Traubenkernöl für Kinderhaut empfehlenswert sind, solltest du auf die regelmäßige Anwendung von Olivenöl in den ersten zwei Lebensjahren verzichten, da es die Entwicklung der natürlichen Hautfette stören könnte.

Lotion – die leichte Alternative

Lotionen

Wenn Öl für dein Kind nicht ideal ist, z. B., weil es auch auf feuchter Haut einen leicht fettigen Film hinterlässt, kann eine Lotion eine gute Alternative bieten. Lotionen enthalten weniger Fette als Öle, dafür aber starke Feuchtigkeitsspender wie Glycerin, Panthenol oder Aloe vera. Dadurch ziehen sie schnell ein und sorgen für ein angenehmes Hautgefühl. Letztlich ist der Feuchtigkeitsgehalt der Haut vergleichbar, denn Öl bindet die Feuchtigkeit, Lotionen schenken mehr Feuchtigkeit, die aber schneller verdunstet. Ein reines Naturprodukt wie Öl oder eine leichte Lotion mit einem angenehmeren Hautgefühl zu wählen, bleibt insofern eine Frage des Geschmacks.

Cremes und Lipolotionen für trockene Haut

Trockene Haut benötigt eine intensivere Pflege, die viel Feuchtigkeit und auch Fette liefert. Hier kommen fettreiche Lotionen (Lipolotionen) oder Cremes ins Spiel. Lipolotionen enthalten etwa 20–30 % Fett, während Cremes je nach Bedarf bis zu 60 % Fettanteil haben können. Diese Pflegeform stärkt die geschwächte Hautbarriere, bindet Feuchtigkeit und beruhigt gereizte Stellen.

Cremes

Lipolotionen

Fettgehalt von Lotionen und Cremes

- Lotionen: 10–20 % Fett
- Lipolotionen: 20–30 % Fett
- Cremes: 20–60 % Fett

Wie erkennst du den Fettgehalt?

- Produkte bis 30 % Fett sind als „leicht" oder „fettarm" gekennzeichnet
- Reichhaltige Produkte ab 30 % Fett werden als „intensiv" oder „fettreich" beschrieben
- Schau auf die Inhaltsstoffe: Stehen mehrere Öle unter den ersten vier Zutaten, ist der Fettgehalt hoch
- Manche Hersteller machen es einfach und geben den Fettanteil in Prozent direkt an

2.3 Warum ist tägliches Eincremen nicht sinnvoll?

Die Haut deines Kindes soll ihre Fähigkeit zur Fettproduktion nicht verlernen. Die regelmäßige Anwendung von Körperpflegeprodukten mit hohem Fettanteil oder reinem Öl kann dazu führen, dass die Haut „faul" wird, und sich nicht mehr selbst um die Fettproduktion kümmert.

Daher reicht es, ein- bis zweimal pro Woche einzucremen oder nach dem Baden, insbesondere wenn die Haut länger als die empfohlenen 10 Minuten mit Wasser in Kontakt war (s. Seite 14) oder sich trocken anfühlt.

Nur bei wirklich trockener und gereizter Haut, wie etwa durch Ekzeme, darfst du täglich cremen. Sobald die Haut wieder geschmeidig und stabil ist, reduziere die Pflege schrittweise. So hat die Haut Zeit, sich daran zu gewöhnen, wieder selbst aktiv zu werden und ihre natürliche Balance zu finden.

2.4 Hautpflege im Winter

Im Winter benötigt die Haut deines Kindes mehr Aufmerksamkeit, da sie durch die Kombination aus Kälte und trockener Heizungsluft besonders strapaziert wird. Draußen sorgt die Kälte dafür, dass sich die Blutgefäße in der Haut zusammenziehen, um die Körperwärme zu speichern. Dadurch wird die Haut weniger gut durchblutet, und wichtige Nährstoffe sowie Sauerstoff gelangen langsamer in die oberen Hautschichten, sodass sich die Haut nicht optimal regenerieren kann und empfindlicher wird.

In geschlossenen Räumen verstärkt die trockene Heizungsluft diesen Effekt zusätzlich, indem sie Feuchtigkeit aus den oberen Hautschichten zieht. Besonders Gesicht und Hände, die direkt dem kalten Wind ausgesetzt sind, werden schnell rau und spröde.

Für Kinder mit normaler Haut ist im Winter normalerweise keine Anpassung der Pflegeroutine nötig. Kinder mit trockener Haut hingegen brauchen intensivere Pflege. Hier eignet sich besonders eine Creme mit einem Fettanteil von mindestens 30 %.

Bei kaltem Wetter (ab 3 Grad oder bereits ab 9 Grad an windigen Tagen) ist für alle Kleinkinder eine spezielle Wind- und Wettercreme sinnvoll. Sie legt sich wie ein schützender Film auf die Haut und bewahrt so die eigene Feuchtigkeit. Achte darauf, dass die Creme keine Feuchtigkeit enthält, da Wasser bei Kälte verdunstet und die Haut zusätzlich austrocknen kann. Normalerweise sollte die Creme langsam in die Haut einziehen, bleibt aber ein leichter, sichtbarer Film auf der Haut, kannst du diesen am Abend mit klarem Wasser sanft abwaschen, um die Haut sauber zu halten und zu entlasten.

Nicht nur beim Spielen im Freien ist die Haut Kälte und Wind ausgesetzt. In Skandinavien ist es normal, dass Babys selbst im tiefsten Winter ihren Mittagschlaf draußen verbringen, etwa im Kinderwagen auf dem Balkon oder vor Cafés. Frische Luft stärkt das Immunsystem, verbessert die Schlafqualität. Du musst dir vor niedrigen Temperaturen also keine Sorgen machen. Wichtig ist nur, dass die Kleinen entsprechend angezogen und gut zugedeckt sind und die Haut mit der passenden Wind- und Wettercreme vor Kälte geschützt ist.

Wind- und Wettercremes

Neben der Pflege helfen ein paar zusätzliche Tricks, die Haut im Winter gut zu versorgen. Halte die Badezeit möglichst kurz und stelle das Wasser eher auf 36 Grad ein, um die Haut nicht unnötig zu belasten. Ein Tropfen Mandelöl im Badewasser pflegt die Haut zusätzlich und hilft, die natürliche Feuchtigkeit zu bewahren. Mit diesen kleinen Anpassungen ist die empfindliche Haut deines Kindes bestens für die kalte Jahreszeit gerüstet – der Winter kann kommen.

2.5 Hautpflege im Sommer

Auch im Sommer braucht die Haut deines Kindes besonderen Schutz, denn Sonne, Wärme und häufiges Planschen im Wasser setzen ihr zu. Die UV-Strahlen dringen tief in die Haut ein, lassen Feuchtigkeit verdunsten und machen die Haut schnell trocken und rau. Hitze verstärkt diesen Effekt, da sie die Haut aufheizt und die Verdunstung weiter anregt. Gleichzeitig schwächt die Sonne die natürliche Schutzbarriere.

Um die Haut deines Kindes trotz dieser Herausforderungen gesund zu halten, ist eine hochwertige Sonnencreme mit hohem Lichtschutzfaktor unverzichtbar. Worauf du beim Kauf einer Sonnencreme genau achten musst, erfährst du im nächsten Kapitel.

Für die Hautpflege an warmen Sommertagen solltest du auf die oben beschriebenen Öle lieber verzichten. Stattdessen eignen sich leichte Lotionen, die schnell einziehen und die Feuchtigkeit der Haut wieder auffüllen. Ein- bis zweimal pro Woche einzucremen, reicht in der Regel aus. Wenn dein Kind jedoch viel im Wasser ist, sollte nach jedem Badespaß nachgecremt werden. An besonders sonnigen Tagen freut sich die Haut außerdem über eine Lotion mit Aloe vera. Aloe vera spendet nicht nur Feuchtigkeit, sondern beruhigt auch sonnengereizte Haut. Sie ist in vielen After-Sun-Lotionen für Kinder enthalten und ideal, um die Haut nach einem Tag in der Sonne zu entspannen.

Hat dein Kind trockene Haut, benötigt sie im Sommer etwas mehr Aufmerksamkeit. Eine leichte Creme mit geringem Fettanteil oder eine Lipolotion hilft, die Feuchtigkeit in der Haut zu speichern und ihre Schutzbarriere aufrechtzuerhalten, ohne einen unangenehmen Fettfilm zu hinterlassen. Nach einem langen Aufenthalt im Wasser oder in der Sonne sollte täglich eingecremt werden, sonst reicht es wie gehabt ein- bis zweimal pro Woche aus.

2.6 Hautausschlag – so passt du die Hautpflege an

Vielleicht dachtest du, deine Reise durch die Welt der Hautpflege sei abgeschlossen. Leider nein – aber keine Sorge, es wird nicht komplizierter. Im Gegenteil, mit deinem bisherigen Wissen verstehst du nun leichter, bei entzündeter Haut drei unterschiedliche Stadien zu unterscheiden und dass jedes eine spezifische Pflege benötigt. Hast du dieses Prinzip einmal verstanden, wirst du zum Hautpflege-Profi und kannst in der Praxis sogar manchen Ärzten etwas vormachen.

Nässende Hautveränderungen

Im ersten Stadium ist die Haut akut entzündet. Sie ist feucht, manchmal bilden sich Bläschen. Beispiele sind Herpes an der Lippe, Windpocken oder eine nässende Windeldermatitis. Das Schlüsselwort heißt hier: Paste. Pasten saugen überschüssige Feuchtigkeit auf und helfen der Haut, trocken zu werden. Besonders hilfreich ist eine Zinkpaste ohne Nanopartikel, da Zink entzündungshemmend

Kurzcheckliste: Hautpflege

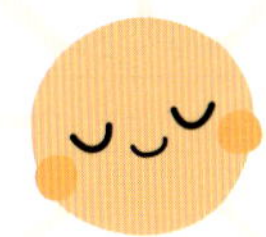

→ Frühling und Herbst

- **Normale Haut:** Öle oder Lotion
- **Trockene Haut:** Öle, Lipolotion oder fettarme Creme

→ Sommer

- **Normale Haut:** Lotion
- **Trockene Haut:** Lipolotion oder fettarme Creme

→ Winter

- **Normale Haut:** Öle, (fettarme) Creme oder Lipolotion
- **Trockene Haut:** fettreiche Creme

→ Hautpflege bei Hautausschlag am Körper

- **Nässend:** Trage eine Lotion oder fettarme Creme auf, damit überschüssige Flüssigkeit verdunstet und die Haut abtrocknet (kleine Areale: Paste)
- **Normal:** Behalte deine Standardpflege bei (kleine Areale: leichte Creme)
- **Trocken:** Pflege die Haut mit reichhaltigen Cremes, neben Feuchtigkeit braucht sie viel Fett, um geschmeidig zu bleiben (kleine Areale: Salbe)

ist und die Wundheilung unterstützt. Wenn sich zu einem feuchten Windelausschlag ein Pilz gesellt, verwendest du ein Antipilzmittel in Pastenform.

Breiten sich die feuchten Hautveränderungen großflächig über den ganzen Körper aus, ist eine Lotion oft geeigneter als eine Paste. Lotionen lassen sich leichter verteilen, regulieren sanft überschüssige Feuchtigkeit und verschließen die Haut nicht unnötig.

Neutrale Hautveränderungen

Im zweiten Stadium ist die Haut weder zu feucht noch zu trocken, sondern neutral. Die Pflege bleibt hier „normal". Wenn Wirkstoffe wie Antipilzmittel oder Antibiotika nötig sind, wählst du eine Creme. Ihre Zusammensetzung ist ausgeglichen: Sie ist weder so fettarm wie Lotionen noch so fettreich wie Salben oder Pasten. Ist die gesamte

Wichtiger Hinweis zu Zink!

Viel zu oft verordnen Ärzte bei akuten, feuchten Entzündungen eine Zinkarznei in Salbenform. Das Problem dabei ist der geringe Anteil feuchtigkeitsabsorbierender Bestandteile, sodass die Feuchtigkeit unter dem starken Fettfilm in der Haut eingeschlossen wird und so die Entzündung noch verschlimmern kann. Deshalb greife besser zu einer Zinkpaste, denn sie enthält deutlich mehr austrocknende Bestandteile und kann die Feuchtigkeit besser aufnehmen. Umgekehrt hat die Zinksalbe bei trockenen Entzündungen ihren großen Auftritt.

Zinkpasten

Haut betroffen, setzt du auf deine Standardpflege und trägst sie einfach täglich auf. Wird die Haut zusehends besser, kannst du die Intensität wieder reduzieren.

Trockene Hautveränderungen

Im dritten Stadium ist die Haut sehr trocken und braucht reichhaltige Pflege. Vielleicht kennst du das von Neurodermitis. Jetzt helfen fettreiche Cremes oder Lipolotionen, die den Feuchtigkeitsverlust der Haut ausgleichen. Für besonders trockene, hartnäckige Stellen ist eine Salbe noch besser, da sie fast ausschließlich aus Fett besteht und so gezielt schützenden Fettfilm bietet. Ein praktisches Vorgehen ist, den Körper großflächig mit fettreichen Cremes zu behandeln und nur auf die besonders trockenen Areale zusätzlich Salbe aufzutragen.

! Wichtig bei entzündeter Haut!

Die Herausforderung ist, dass ein entzündeter Hautzustand alle drei Stadien durchlaufen kann. Deine Aufgabe ist es, flexibel zu bleiben und die zeitweise tägliche Pflege je nach Feuchtigkeitszustand der Haut immer wieder anzupassen.

2.7 Waschen und Baden — ein Ritual für Haut und Herz

Baden ist mehr als nur eine notwendige Hygienemaßnahme. Es ist ein Moment der Nähe und Entspannung für die Familie. Dein Kind muss dabei nicht jeden Tag gebadet werden, auch beim Baden gilt: Weniger ist mehr.

Die Badedauer sollte kurz sein, etwa fünf bis zehn Minuten, damit die Haut nicht zu stark austrocknet. Die ideale Wassertemperatur liegt bei 37 °C, was der Körpertemperatur deines Kindes entspricht. Mit einem Badethermometer kannst du die Temperatur leicht prüfen. Die immer wieder empfohlene Methode, das Wasser mit dem Ellenbogen zu testen, kann täuschen. Was sich für uns Erwachsene angenehm anfühlt, könnte für dein Kind zu heiß sein. Damit dein Baby während des Bades nicht auskühlt, sollte der Körper möglichst mit Wasser bedeckt sein und die Raumtemperatur bei 22–23 °C liegen.

Neugeborene und Säuglinge können problemlos einfach mit Wasser gebadet werden. Ein bis zwei Tropfen Mandelöl im Badewasser sind eine gute Ergänzung – besonders bei trockener Haut, im Winter oder bei kalkhaltigem Wasser, das die Haut zusätzlich austrocknen kann. Wenn du lieber ein Produkt aus der Drogerie verwenden möchtest, achte darauf, dass es mild und unparfümiert ist und den sauren pH-Wert der Babyhaut unterstützt. Es sollte möglichst wenig Konservierungs- oder Farbstoffe enthalten. Produkte, die speziell für Babys entwickelt wurden, sind besonders sanft und vermeiden Hautreizungen.

Badezusätze

Sobald die Haare deines Kindes dichter und länger werden, je nach Haarwachstum meist zwischen dem 4. und 12. Lebensmonat, reicht Wasser allein oft nicht mehr aus. Dann ist es sinnvoll, ein mildes Babyshampoo zu verwenden. Zeitgleich kannst du auch auf ein sanftes Duschgel für die Hautpflege umsteigen. Praktisch sind Kombinationsprodukte, die als Shampoo und Duschgel in einem verwendet werden können. Sie reinigen Haut und Haare schonend und sind ideal für die empfindliche Babyhaut.

Shampoos und Duschgele

Das erste Bad sollte frühestens nach dem vollständigen Abheilen des Bauchnabels erfolgen. Für Neugeborene reichen ein bis zwei Bäder pro Woche völlig aus, solange dein Baby nicht durch Spielen schmutzig wird. An den anderen Tagen genügt es, die Hautfalten mit einem feuchten Waschlappen zu reinigen. Hat dein Baby eine unempfindliche Haut, kannst du es auch häufiger oder sogar täglich baden, solange die Badezeit nicht länger als zehn Minuten dauert. Tupfe die Haut anschließend sanft trocken und creme sie ein, um Hauttrockenheit vorzubeugen. Ab dem zweiten Lebensjahr, wenn die Haut robuster ist, kannst du nach Bedarf täglich baden oder duschen. Auch dann sollte die Badezeit weiterhin kurzgehalten werden, um die Haut nicht zu belasten. War die Haut länger im Wasser oder fühlt sie sich trocken an, creme nach jedem Bad. Ansonsten reicht es, ein- bis zweimal pro Woche zu cremen.

Spezialfall Hautfalten

Babys haben viele süße kleine Hautfalten, insbesondere am Hals, in den Leisten und unter den Achseln. Genau dort sammeln sich aber auch Feuchtigkeit, Schweiß, Milch und alles, was beim Essen daneben geht.

Um Hautreizungen zu vermeiden, sollten die Falten am Hals nach jeder Mahlzeit kurz gereinigt werden. Für die anderen Bereiche reicht es meist aus, sie einmal am Tag mit lauwarmem Wasser und einem weichen Waschlappen zu reinigen. Bei hartnäckigen Rückständen kannst du zusätzlich ein mildes Naturöl verwenden. Trockne die Stellen danach sanft durch Tupfen, um sie nicht zu reizen, und vergiss beim wöchentlichen Eincremen nicht, die Hautfalten mit einer hauchdünnen Schicht Pflegecreme zu verwöhnen. Sollte es trotzdem zu entzündlichen, nässenden Stellen kommen, hilft das Wundermittel Zinkpaste.

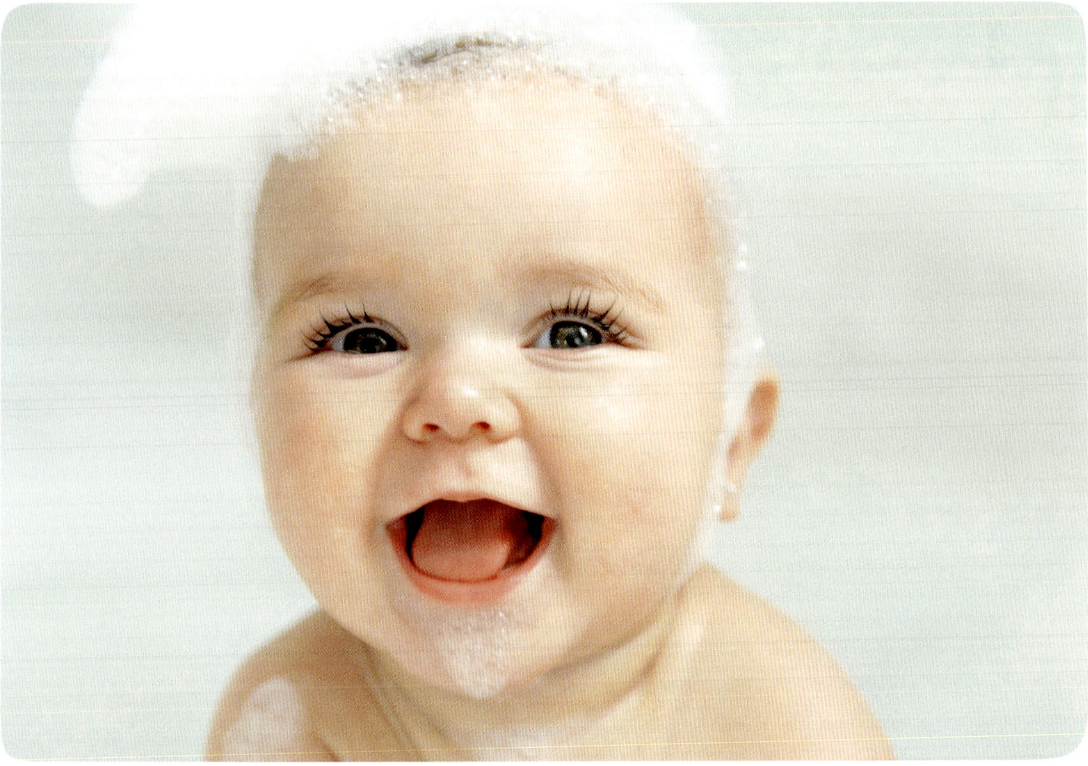

3 Sonnenschutz für Kinder: Worauf es ankommt

Ein Thema liegt mir als Dermatologen-Mama besonders am Herzen – der Sonnenschutz der Kleinen. Natürlich spendet Sonne Licht, Wärme und gute Laune und ein Spaziergang tut der ganzen Familie gut, egal ob im Winter oder Sommer. Doch während wir die Sonne genießen, sollten wir nicht vergessen, dass sie auch Risiken mit sich bringt.

Selbst im Winter, wenn die Sonne milder erscheint, ist sie nicht ungefährlich. Die tief stehende Wintersonne kann an klaren Tagen mit einem UV-Index von mindestens 3 empfindliche Kinderhaut belasten und schnell zu einem Sonnenbrand führen. Noch kritischer wird es, wenn Schnee liegt, denn die kleinen Eiskristalle wirken wie winzige Spiegel, die das UV-Licht verstärken und zurückwerfen und die Strahlung intensivieren. Daher ist Sonnenschutz im Winter ebenfalls ein Muss. Eine Sonnencreme mit mindestens Lichtschutzfaktor 30 ist unerlässlich. Bei Aktivitäten im Schnee oder in den Bergen solltest du dein Kind aber mit Lichtschutzfaktor 50 eincremen. Sonnencreme kann auch mit Wind- und Wettercreme kombiniert werden. Wettercreme, die vor dem rauen Wind schützt, trägst du nach dem Einziehen einfach auf die Sonnencreme auf.

Wenn die Tage länger und wärmer werden, wird das Thema Sonnenschutz noch wichtiger. Sonnige Sommertage laden förmlich dazu ein, mit den Kleinen draußen unterwegs zu sein, im Park zu spielen oder im Freibad zu plantschen. Doch hier lauern zusätzliche Herausforderungen, denn Kinderhaut ist nicht nur empfindlich, sie unterscheidet sich auch grundlegend von Erwachsenenhaut. Wie bereits erwähnt, ist sie bis zu 30 % dünner und enthält weniger Melanin, jenes Pigment, das der Haut ihre Farbe gibt und uns vor UV-Strahlen schützt. Weniger Melanin bedeutet für Kinder aber auch einen geringeren natürlichen Sonnenschutz.

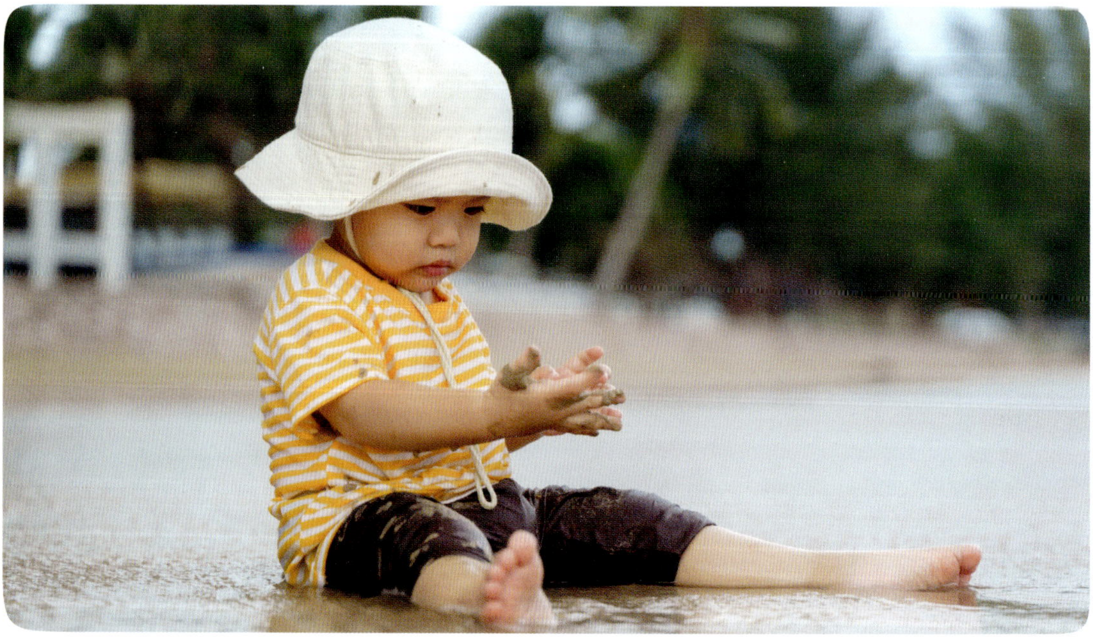

Ein weiterer Unterschied ist die fehlende Lichtschwiele. Diese Schutzschicht, die sich bei Erwachsenen durch regelmäßigen Sonnenkontakt bildet, verdickt die oberste Hautschicht und schützt vor Sonnenbrand. Kinderhaut ist noch nicht in der Lage, diese Lichtschwiele zu bilden, da sie sich erst ab dem zweiten Lebensjahr entwickelt. Bis dahin bleibt die Haut besonders anfällig und braucht unseren Schutz.

Die Anfälligkeit hat weitreichende Folgen, die oft unterschätzt werden. Sonnenbedingte Schäden kann die Haut von Babys und Kleinkindern nur sehr begrenzt reparieren. Bereits wenige starke Sonnenbrände im Kindesalter erhöhen das Risiko für Hautkrebs im späteren Leben erheblich. Studien zeigen zudem, dass wiederholte Sonnenbrände die Haut dauerhaft empfindlicher machen.

Mit dem richtigen Bewusstsein und der passenden Pflege kann dein Kind sonnige Tage unbeschwert genießen. Der konsequente Einsatz von Sonnencreme, Schutzkleidung und schattigen Pausen sorgt dafür, dass ihr die Sonne sicher und entspannt erleben könnt.

3.1 Sonnenschutz beginnt mit der richtigen Creme

Sonnencremes

Wenn es um Sonnenschutz geht, denkt man meistens zuerst an Sonnencreme – und das völlig zu Recht. Die richtige Creme ist ein essenzieller Schutz, besonders für die empfindliche Haut von Babys und Kleinkindern. Doch Sonncreme ist nicht gleich Sonnencreme, und bei der Auswahl der passenden Sonnencreme für dein Kind gibt es einiges zu beachten. Welche Produkte sind nun für die zarte Haut deines Kindes am besten geeignet?

Grundsätzlich gibt es zwei Arten von Sonnencremes, solche mit chemischen Filtern und solche mit physikalischen (auch sogenannten mineralischen) Filtern. Chemische Filter ziehen in die Haut ein und wandeln die UV-Strahlen in Wärme um, bevor sie die tieferen Hautschichten erreichen. Klingt praktisch, oder? Sie lassen sich leicht auftragen und ziehen gut ein, doch genau hier zeigt sich der Haken. Chemische Filter können die empfindliche Babyhaut reizen und manchmal sogar allergische Reaktionen auslösen. Außerdem benötigen sie, unabhängig von Herstellerversprechen, eine Einwirkzeit von etwa 20 Minuten, bevor sie wirksam sind. Nicht gerade ideal, wenn dein kleiner Wirbelwind ungeduldig in den Startlöchern steht.

Ein weiterer Punkt ist, dass einige chemische Filter im Verdacht stehen, hormonelle Wirkung zu haben, weshalb viele Eltern lieber auf Nummer sicher gehen und sich nach einer Alternative umschauen.

Physikalische Filter in Sonnencremes funktionieren anders. Wie winzige Spiegel reflektieren sie die UV-Strahlen von der Haut, ohne in sie einzudringen. Meist bestehen sie aus Zinkoxid oder Titandioxid und legen sich wie ein schützender Schild auf die Haut. Für die Haut deines Kindes sind diese Filter die bessere Wahl, da sie besonders hautverträglich sind und sofort nach dem Auftragen wirken, was ideal für aktive, ungeduldige Kinder ist.

Ein Nachteil ist der sichtbare Weißfilm, den diese mineralische Cremes hinterlassen. Ich erinnere mich noch an unseren ersten Sommer am Strand. Auf den Fotos sieht mein Kind ein wenig wie ein kleiner Pudergeist aus. Aber auch wenn die Optik ein bisschen leidet, die Sicherheit geht vor.

Doch bei der Wahl der richtigen Sonnencreme für dein Kind zählt nicht nur die Art des Filters. Achte darauf, dass die Creme mindestens einen Lichtschutzfaktor (LSF) von 30 hat, besser noch 50 oder gar 50+, um die empfindliche Kinderhaut optimal zu schützen. Die Sonnencreme sollte frei von Duftstoffen, Parabenen und anderen potenziellen Allergenen sein, um Hautreizungen zu vermeiden.

Sonnencreme – die richtige Wahl

→ Mineralische Cremes ohne Nanopartikel verwenden!

Die Hersteller haben tatsächlich versucht, den Weißfilm zu reduzieren, indem sie die Partikelgröße von Zinkoxid und Titandioxid auf Nanogröße verkleinert haben. Diese Partikel durchdringen gesunde Hautbarrieren normalerweise nicht, doch bei Babys und Kleinkindern, deren Haut noch durchlässiger ist, könnte es theoretisch zu einer Aufnahme kommen.

Da es hierzu keine abschließenden Studien gibt, ist meine Empfehlung, lieber auf Nummer sicher zu gehen und die mineralischen Cremes ohne Nanopartikel zu verwenden – zumindest bis zum 3. Lebensjahr, bis die Hautbarriere vollständig ausgereift ist, und auch darüber hinaus, wenn entzündliche Hauterkrankungen oder Hautbarrierestörungen wie Neurodermitis vorliegen.

→ Achtung!

Bei Babys unter sechs Monaten sollte selbst mineralische Sonnencreme nur im Ausnahmefall verwendet werden! Der beste Schutz besteht aus vollständigem Schatten, schützender Kleidung und Sonnensegeln am Kinderwagen. Sollte ein Sonnenkontakt unvermeidbar sein, ist mineralische Sonnencreme ohne Nanopartikel die sicherste Wahl, um die langfristigen Risiken durch UV-Belastung zu minimieren.

→ Immer Sonnencreme mit UVB- und UVA-Schutz verwenden!

UVB-Strahlen verursachen Sonnenbrand und erhöhen das Hautkrebsrisiko, während UVA-Strahlen tiefere Hautschichten schädigen und die Hautalterung fördern. Der UVA-Schutz sollte mindestens ein Drittel des UVB-Schutzes betragen. Du erkennst dies an einem Kreis um das „UVA"-Symbol auf der Verpackung.

Falls ihr Wasserratten seid, ist eine wasserfeste Formulierung der Sonnencreme das Mittel der Wahl. Ob du lieber eine Lotion oder eine Creme nimmst, entscheidest du am besten je nach Temperatur und Hauttyp. Leichte Lotionen sind bei tropischen Temperaturen angenehmer, während reichhaltigere Cremes im Winter oder bei trockener Haut besser schützen. Auch empfehle ich, lieber zur Creme als zum Spray zu greifen.

Bei der Anwendung von Creme lässt sich der Sonnenschutz gleichmäßiger und zuverlässiger auftragen, sodass keine Hautpartien versehentlich ausgelassen werden oder unzureichend geschützt bleiben. Zudem besteht bei Sprays das Risiko, dass Kleinkinder größere Mengen einatmen, was im schlimmsten Fall zu Lungenschäden führen kann.

Bei der Anwendung ist der Schlüssel zu einem guten Schutz, eine großzügige Menge Sonnencreme aufzutragen. Viele neigen dazu, zu sparsam zu sein, was die Schutzwirkung deutlich verringert. Als Faustregel gilt etwa ein Teelöffel pro Körperpartie: Kopf und Hals, Arme, Beine und Oberkörper sollten jeweils mit einem Teelöffel Sonnencreme abgedeckt werden. Für ein Kleinkind bedeutet das ungefähr 20 Milliliter pro Anwendung.

Achte darauf, dass alle unbedeckten Hautstellen eingecremt werden, auch Ohren, Nacken, Hände und Fußsohlen. Regelmäßiges Nachcremen alle zwei Stunden sowie nach dem Schwimmen oder starkem Schwitzen ist wichtig, um den Schutz aufrechtzuerhalten. Die maximale Schutzzeit wird durch das Nachcremen zwar nicht verlängert, aber der Schutz bleibt durch das Nachcremen konstant. Praktischerweise cremst du dein Kind bereits vor dem Anziehen ein, damit alle Stellen gleichmäßig geschützt sind und auch unter Trägern und Bündchen kein ungeschützter Hautbereich bleibt.

3.2 Begrenzung der Sonnenzeit — was ist zu viel?

Sonnenschutz beginnt nicht mit der Sonnencreme! Besonders bei Kindern, deren Haut empfindlicher auf Sonne reagiert, ist es entscheidend, die Zeit in der Sonne gut zu planen. Die sogenannte Eigenschutzzeit, also die Zeit, die Kinderhaut ohne zusätzlichen Schutz in der Sonne verbringen kann, ist bei Kindern aufgrund ihrer dünneren Haut, der fehlenden Lichtschwiele und des geringeren Melanins deutlich kürzer als bei Erwachsenen.

Diese Eigenschutzzeit kann jedoch stark variieren und hängt maßgeblich vom Hauttyp ab. Hierbei reicht die Bandbreite von sehr heller Haut, die bereits nach wenigen Minuten einen Sonnenbrand bekommen kann, bis hin zu dunkleren Hauttypen mit einer längeren Eigenschutzzeit.

Da die Hautschutzmechanismen bei Kindern noch nicht vollständig entwickelt sind, wird empfohlen, die Eigenschutzzeit, die für Erwachsene des gleichen Hauttypus gilt, bei Kindern grundsätzlich zu halbieren.

Rolle des Lichtschutzfaktors bei der Schutzdauer

Um den Aufenthalt in der Sonne sicher zu verlängern, kann die Sonnencreme helfen. Hier kommt der Lichtschutzfaktor (LSF) ins Spiel. Die Angabe des Lichtschutzfaktors auf Sonnencremes hilft dabei, die maximal sichere Sonnenzeit zu berechnen. Das funktioniert so: Der LSF multipliziert die Eigenschutzzeit der Haut. Hat die Haut deines Kindes eine Eigenschutzzeit von 5 Minuten und du trägst eine Creme mit LSF 30 auf, ergibt das theoretisch bis zu 150 Minuten geschützte Zeit (5 Minuten × 30).

Eigenschutzzeit der Kinderhaut nach Hauttypen

Hauttyp I	• sehr helle Haut, in vielen Fällen mit Sommersprossen, rötliches oder blondes Haar	• sehr gering, etwa 5 Minuten (Erwachsene ca. 10 Minuten)
Hauttyp II	• helle Haut, meist blondes oder hellbraunes Haar	• gering, etwa 5 bis 10 Minuten (Erwachsene ca. 20 Minuten)
Hauttyp III	• hellbraune Haut, hell- bis dunkelbraunes Haar	• mittel, etwa 10 bis 15 Minuten (Erwachsene ca. 30 Minuten)
Hauttyp IV	• mittelbraune Haut, dunkles Haar	• etwa 15 bis 20 Minuten (Erwachsene ca. 45 Minuten)
Hauttyp V	• dunkelbraune Haut, schwarzes Haar	• etwa 20 bis 30 Minuten (Erwachsene ca. 60 Minuten)
Hauttyp VI	• sehr dunkle Haut, schwarzes Haar	• etwa 30 bis 40 Minuten (Erwachsene ca. 90 Minuten)

Aber Vorsicht, die tatsächliche Schutzdauer kann durch unzureichendes Auftragen, Schwitzen, Abrieb oder Wasser stark verkürzt werden. Daher empfehle ich, die errechnete Zeit nicht vollständig auszureizen. Eine gute Faustregel ist, nur etwa 60 % der theoretischen Schutzzeit zu nutzen. So bleibst du auf der sicheren Seite und kannst mit Nachcremen den Schutz konstant halten.

UV-Strahlung auch im Schatten!

Selbst im Schatten erreichen noch rund 50 % der UV-Strahlen die Haut. Daher sollte man sich nicht in falscher Sicherheit wiegen und den Sonnenschutz nicht vergessen.

Pausen im Schatten

Zusätzlich zur Sonnencreme ist der Aufenthalt im Schatten eine einfache und wirkungsvolle Maßnahme, die Haut deines Kindes zu schonen. Besonders in den Mittagsstunden, wenn die Sonne am höchsten steht und die UV-Strahlung am intensivsten ist, sind regelmäßige Schattenpausen unverzichtbar.

Zwischen 11 und 15 Uhr sind ein schattiges Plätzchen unter einem Baum und/oder ein Sonnensegel über dem Kinderwagen angesagt. Schattenpausen geben der Haut die dringend benötigte Erholung und helfen deinem Kind, sich zu regenerieren. Plane diese Pausen bewusst ein. Ein kleines Picknick, eine gemütliche Vorlesestunde oder ein Snack können die Schattenzeit zu einem festen Bestandteil eures Tages machen. So bekommt dein Kind nicht nur Schutz, sondern auch neue Energie für das nächste Abenteuer bei sonnigem Wetter.

3.3 Kleidung ist der beste Sonnenschutz

Neben Schatten und Sonnencreme ist die richtige Kleidung eine der effektivsten Maßnahmen gegen UV-Strahlen. Normale Kleidung aus dicht gewebten Stoffen wie Baumwolle oder Leinen bietet bereits einen natürlichen Lichtschutzfaktor von etwa 10 bis 20, abhängig von Dichte und Farbe des Materials. Dunklere Stoffe schützen dabei besser als helle, da sie mehr UV-Strahlen absorbieren. Denke jedoch daran, dass Kleidung nicht alle Hautstellen bedeckt. Bereiche wie Gesicht, Hände und Nacken brauchen zusätzlichen Schutz durch Sonnencreme. Und bei längeren Aufenthalten in der Sonne sollte trotzdem der gesamte Körper eingecremt werden, da der Lichtschutz herkömmlicher Stoffe allein nicht ausreicht.

Für längere Aufenthalte in der Sonne ist spezielle UV-Schutzkleidung ideal, vor allem bei Strandausflügen oder Tagen im und am Wasser. UV-Kleidung bietet mit einem LSF von 50+ besonders hohen Schutz und ist zudem leicht, schnelltrocknend und angenehm zu tragen. So kann sich dein Kind frei bewegen und ist gleichzeitig bestens geschützt.

Ein Sonnenhut ist ein weiteres Must-have für sonnige Tage. Er schützt nicht nur den Kopf vor Überhitzung, sondern schirmt auch empfindliche Partien wie Gesicht und Nacken ab. Am besten wählst du einen Hut mit breiter Krempe oder Nackenschutz, der bequem und farbenfroh ist, sodass er von Kindern auch gerne getragen wird.

3.4 Schutz der Augen – Sonnenbrillen für Kinder

Der Schutz der empfindlichen Kinderaugen wird gerne übersehen. Dabei kann UV-Strahlung auch den Augen schaden und zu langfristigen Schäden führen. Eine gute Sonnenbrille für dein Kind ist daher eine wichtige Ergänzung zum Sonnenschutz. Achte darauf, dass diese das CE-Zeichen trägt und 100%igen UV-Schutz (manchmal als UV400 bezeichnet) bietet. Kindersonnenbrillen sind robust und sitzen in der Regel gut, sodass sie beim Spielen und Toben nicht stören. Ein weiterer Pluspunkt: Wenn Eltern selbst eine Sonnenbrille tragen, ahmen Kinder dies gerne nach und setzen ihre eigene Brille voller Stolz auf, sobald die Sonne scheint.

3.5 Besondere Umgebungen und ihre UV-Herausforderungen

Manche Umgebungen erfordern beim Sonnenschutz besondere Aufmerksamkeit, da hier die UV-Belastung besonders intensiv sein kann. Am Wasser beispielsweise reflektiert die Oberfläche die UV-Strahlen.

Egal ob am Strand, Pool oder See, die Reflexion an der Wasseroberfläche verstärkt die Sonneneinstrahlung und belastet die Haut schneller. In solchen Fällen ist es wichtig, häufiger nachzucremen und Schattenpausen einzuplanen. Aber auch Sand und Beton können UV-Strahlen reflektieren und die Haut zusätzlich strapazieren. Ein Sonnenschirm oder ein schattiger Platz bietet dringend benötigte Erholung für die Haut.

Höher ist die Strahlenintensität auch in den Bergen, wo die UV-Strahlung mit jedem Meter steigt. Bereits ab 1.000 Metern Höhe steigt die Belastung spürbar an, und ein besonders guter Schutz, wie Sonnencreme mit hohem LSF, schützende Kleidung und eine Sonnenbrille, wird hier unverzichtbar.

Dann gibt es noch die bewölkten Tage, die trügerisch sein können. Auch wenn die Sonne nicht zu sehen ist, dringen bis zu 80 % der UV-Strahlen durch eine dünne und etwa 50 % durch eine dicke Wolkendecke. Sonnenschutz sollte daher auch an trüben Tagen nicht vergessen werden.

3.6 Sonnenschutz als Familienroutine

Wir Dermatologen lieben es, uns über UV-Belastung und deren Vermeidung Gedanken zu machen. Es ist quasi eine Berufskrankheit. Wusstest du, dass die UV-Strahlung im Flugzeug um ein Vielfaches höher ist als auf Meereshöhe? Zwar blocken die Fenster den Großteil der UVB-Strahlen ab, aber UVA-Strahlen dringen weiterhin durch. Und UV-Strahlen machen uns immer etwas nervös. Die theoretisch richtige Empfehlung wäre, Rollos runter, Gangplatz wählen und bei längeren Flügen regelmäßig Sonnencreme auftragen. Doch versuche das mal einem Kind oder deinem Partner zu erklären, ohne ein Kopfschütteln oder ungläubigen Protest zu riskieren.

Etwas Pragmatismus gehört also dazu. Aber wichtig ist, sich immer wieder zu vergegenwärtigen, dass Kinder durch Beobachten und Nachahmen lernen und dass das auch für den Umgang mit der Sonne gilt. Wenn du selbst auf Sonnenschutz achtest, wird dein Kind dieses Verhalten ganz selbstverständlich übernehmen.

Kinder verstehen mehr, als man denkt. Erkläre ihnen früh, warum Sonnenschutz so wichtig ist, am besten auf eine Weise, die sie verstehen und spannend finden. Zeige ihnen spielerisch, wie sie sich selbst schützen können, und lass sie ruhig aktiv mitmachen. Die Kleinen werden es schnell lieben, Sonnencreme aufzutragen oder den Hut aufzusetzen, auch wenn du die ersten Monate sicherlich noch unterstützen musst. Doch so lernen sie spielerisch, Verantwortung für die eigene Haut zu übernehmen.

3.7 Sonnenbrand — was tun, wenn es doch passiert ist?

Manchmal verfliegt die Zeit, während du mit deinem Kind spielst, sei es auf dem Spielplatz, am Strand oder im Wasser. Und dann ist es passiert. Eine Stelle, die nicht ausreichend eingecremt war, oder vielleicht sogar die ganze Haut, ist plötzlich gerötet. Ein leichter Sonnenbrand macht sich bemerkbar. Die Haut fühlt sich heiß an, dein Kind kratzt sich vielleicht oder sagt, dass es weh tut. Bei einem stärkeren Sonnenbrand können sogar Bläschen entstehen. Ärgerlich, keine Frage, aber es kommt vor. Und auch mir ist das schon passiert.

Jetzt ist es wichtig, das Kind gut zu versorgen. Kühlende Lotionen mit Panthenol und Aloe vera beruhigen die Haut und fördern die Heilung. Ich persönlich stelle die Lotion vor einem Sommertag in den Kühlschrank, das macht das Auftragen besonders angenehm. Geschädigte Haut verliert viel Feuchtigkeit. Achte darauf, dass dein Kind ausreichend trinkt, um den Flüssigkeitshaushalt auszugleichen. Und meide zusätzliche Sonne mindestens zwei Wochen, damit die Haut vollständig heilen kann.

After-Sun-Produkte

Wenn die Beschwerden stärker sind, kann eine leichte Hydrokortison-Creme helfen. Sollten großflächige Rötungen, Blasen oder starke Schmerzen auftreten, ist es besser, einen Arzt aufzusuchen. Manchmal braucht es dann eine intensivere Behandlung, um die Heilung zu unterstützen.

Hausmittel bei Sonnenbrand

- **Anstelle von After-Sun-Lotion kannst du Quark oder Naturjoghurt aus dem Kühlschrank auf die geröteten Stellen auftragen. Quark und Joghurt wirken kühlend, lindern Entzündungen und reduzieren Schmerzen.**
- **Achtung! Bei Sonnenbrand mit Blasen solltest du darauf verzichten, Quark oder Joghurt aufzutragen, da das Risiko für Infektionen zu hoch ist. In diesem Fall ist es besser, auf medizinische Produkte zurückzugreifen.**

Wenn dein Kind nach einem Tag in der Sonne Kopfschmerzen, einen steifen Nacken hat oder sich übergeben muss, kann das ein Zeichen für einen Sonnenstich sein. Lagere es mit erhöhtem Kopf im Schatten oder in einem kühlen Raum und lege kalte Wickel in den Nacken. Vor allem aber suche bitte zeitnah einen Arzt auf, um den Sonnenstich richtig behandeln zu lassen.

3.8 Vitamin D und Sonnenschutz – ein Balanceakt

Eine Frage, die mir immer wieder gestellt wird: Wie soll mein Kind genug Vitamin D bilden, wenn es möglichst wenig direkter Sonne ausgesetzt sein soll?

Vitamin D ist tatsächlich sehr wichtig, unter anderem für starke Knochen, ein gesundes Immunsystem und die allgemeine Entwicklung. Unser Körper stellt es größtenteils selbst her, sobald UV-Strahlen auf die Haut treffen und die Produktion anregen.

Aber keine Sorge, es braucht gar nicht so viel Sonne. Studien zeigen, dass es ausreicht, wenn Gesicht, Hände und Unterarme deines Kindes zwei- bis dreimal die Woche für 3 bis 15 Minuten (Hälfte der hauttypspezifischen Eigenschutzzeit) ungeschützt der Sonne ausgesetzt sind. Mit Sonnencreme verlängert sich diese Zeit auf etwa 20 bis 30 Minuten für hellhäutige Kinder. Diese kleine Portion Sonne genügt, um den Vitamin-D-Spiegel stabil zu halten. Bei dunkelhäutigen Kindern beträgt sie mindestens das Dreifache dieser Zeit. Dunklere Haut filtert mehr UV-Strahlen, weshalb die Vitamin-D-Produktion etwas länger dauert. Das bedeutet aber nicht, dass diese Kinder komplett ungeschützt bleiben sollten, auch bei ihnen ist der Sonnenschutz unerlässlich.

Im mitteleuropäischen Winter jedoch ist die niedrige Sonnenintensität für eine Vitamin-D-Bildung meistens nicht ausreichend, selbst wenn dein Kind lange draußen ist. Dennoch reicht an wolkenlosen Tagen die Intensität der Sonnenstrahlen aus, um einen Sonnenbrand zu verursachen. Da direkte Sonneneinstrahlung bei kleinen Kindern mit Vorsicht zu genießen ist, empfehlen Experten und auch ich vor allem in den ersten ein bis zwei Lebensjahren Vitamin-D-Präparate. Diese lassen sich unkompliziert in den Alltag integrieren und garantieren eine ausreichende Versorgung, ohne dass dein Kind übermäßig der Sonne ausgesetzt sein muss.

Falls du dir nicht sicher bist, ob dein Kind genug Vitamin D bildet, kannst du diese kleinen Ergänzungen bedenkenlos auch über die ersten beiden Lebensjahre hinaus geben. So stellst du sicher, dass dein Kind gut versorgt ist und gleichzeitig die empfindliche Haut optimal vor den schädlichen Effekten der UV-Strahlung geschützt bleibt.

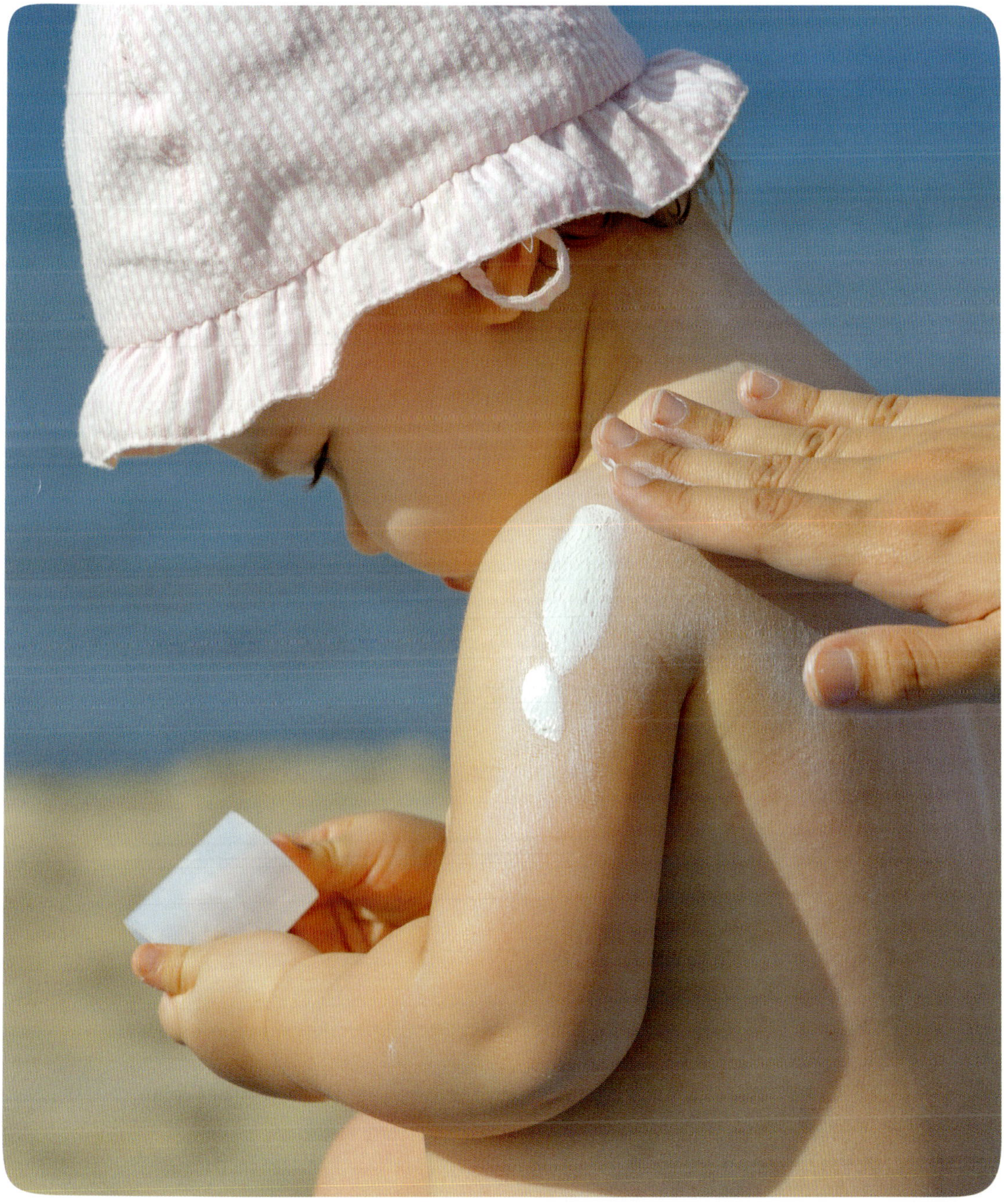

4 Die Haut von Neugeborenen: Anpassung an die Welt außerhalb des Mutterleibs

Die Haut von Neugeborenen durchläuft in den ersten Wochen erstaunliche Veränderungen. Ob Käseschmiere, die Heilung der Nabelstelle oder erste Hautreizung durch Windeln, all das gehört zur Anpassung an das Leben außerhalb des Mutterleibs.

4.1 Käseschmiere — natürlicher Schutzschild deines Babys

Die Käseschmiere ist weit mehr als nur eine weiße Schicht auf der Haut, sie ist ein echter Schutzmantel für dein Baby. Schon während der Schwangerschaft bewahrt sie die empfindliche Haut vor dem Fruchtwasser und verhindert, dass sie aufweicht. Auch bei der Geburt spielt sie eine wichtige Rolle. Ihre cremige, glatte Konsistenz erleichtert deinem Baby das Gleiten durch den Geburtskanal.

Nach der Geburt bleibt die Käseschmiere auf der Haut, wo sie weiterhin ihre Arbeit leistet. Sie schützt vor dem Austrocknen, stärkt die Hautbarriere und hat antimikrobielle Eigenschaften, die Infektionen vorbeugen. Deshalb wird heute empfohlen, die Käseschmiere nicht direkt nach der Geburt abzuwaschen. Lass sie einfach einziehen, das ist die beste Pflege für die zarte Babyhaut. Falls nach ein paar Tagen noch Reste der Käseschmiere sichtbar sind, kannst du diese mit einem weichen Tuch vorsichtig entfernen. Vermeide aggressives Rubbeln oder den Einsatz von Reinigungsmitteln, um die Haut nicht zu irritieren.

4.2 Starke Hautabschuppung — postnatale Desquamation

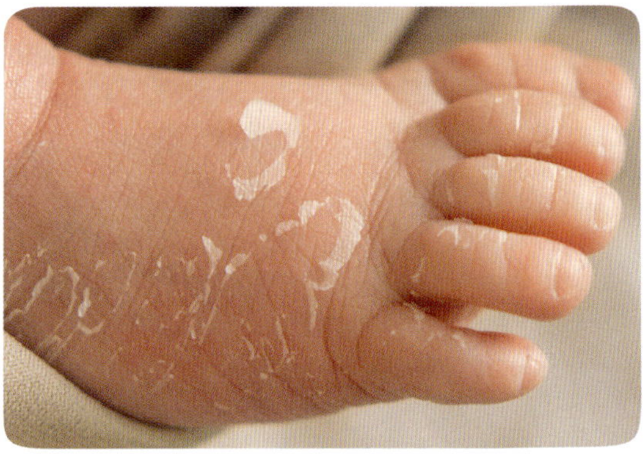

Die Haut kann sich in großen Schuppen wie hier im Bild, aber auch in deutlich kleineren Schüppchen ablösen.

In den ersten Lebenstagen kann die Haut deines Babys beginnen, feine Schuppen abzuwerfen. Dieser Prozess, auch postnatale Desquamation genannt, ist normal und ein natürlicher Teil der Anpassung. Dabei wird die oberste Hautschicht abgestoßen, da die Haut plötzlich von der feuchten Umgebung im Mutterleib in die trockene Außenwelt wechselt. Besonders häufig tritt dies bei übertragenen Babys auf, deren Haut länger dem Fruchtwasser ausgesetzt war. Um die Haut zu unterstützen, reicht eine regelmäßige Pflege völlig aus. Wichtig ist, die Schuppen nicht aktiv zu entfernen, da dies die empfindliche Haut reizen könnte.

In seltenen Fällen kann die Haut stark gerötet, rissig oder entzündet wirken. Lass in solchen Fällen sicherheitshalber einen Arzt darauf schauen, um Hautstörungen auszuschließen. In den meisten Fällen heilt die postnatale Desquamation jedoch innerhalb von Tagen bis wenigen Wochen ganz von selbst ab.

4.3 Den Nabel deines Babys richtig pflegen

Die Pflege des Nabels deines Neugeborenen ist eine der kleinen, aber wichtigen Aufgaben in den ersten Tagen und Wochen. Nach der Geburt bleibt ein kleiner Nabelstumpf zurück, der normalerweise innerhalb von fünf bis zehn Tagen von selbst abfällt. Während dieser Zeit ist es entscheidend, den Nabel sauber und trocken zu halten, um Infektionen zu vermeiden.

- **Bevor du irgendeine Maßnahme durchführst, wasche dir gründlich die Hände. So bleiben Keime da, wo sie hingehören – fern von deinem Baby.**
- **Auch wenn der Nabel ein leicht schmieriges, blutiges Sekret abgibt, reicht es aus, eine Mullkompresse um den Nabel zu legen. Sie nimmt das Sekret auf, hält den Bereich trocken und sorgt für Luftzufuhr.**
- **Ist das Sekret stärker, kannst du den Nabel vorsichtig mit einem warm befeuchteten Wattestäbchen reinigen. Danach sanft mit einem Wattepad oder Mull trocken tupfen.**
- **Vermeide Reiben oder Rubbeln – das könnte die empfindliche Haut reizen.**
- **Achte darauf, dass die Windel unterhalb des Nabels sitzt, damit sie nicht scheuert und sich keine Feuchtigkeit staut. Mit dieser sanften Pflege kann der Nabelstumpf gut abheilen und fällt meist innerhalb von zehn Tagen von selbst ab.**

Zudem solltest du in den ersten Tagen beim Reinigen deines Babys besonders vorsichtig sein, damit der Nabelstumpf trocken bleibt. Statt es ins Wasser zu legen, kannst du dein Baby mit einem feuchten Schwamm oder Waschlappen reinigen. Sobald der Nabelstumpf abgefallen und die Stelle gut verheilt ist, steht dem ersten Bad nichts mehr im Weg.

Auch die richtige Kleidung spielt eine wichtige Rolle. Weiche, atmungsaktive Stoffe wie Baumwolle sind ideal, um die empfindliche Haut zu schonen. Vermeide enge Kleidung oder synthetische Materialien, die den Nabelbereich reizen könnten. Achte auch darauf, dass keine Nähte, Knöpfe oder Etiketten auf den Nabel drücken.

Wie schon gesagt, es ist normal, dass sich im Laufe des Heilungsprozesses ein schmieriges oder leicht blutiges Sekret bildet. Außerdem wird der Nabelstumpf seine Farbe von gelblich zu bräunlich oder schwarz verändern. Das ist ein Zeichen, dass das Gewebe austrocknet und heilt. Solltest du jedoch Rötungen, Schwellungen oder einen unangenehmen Geruch bemerken oder sollte dein Baby beim Berühren des Nabels weinen, ist es ratsam, deine Hebamme oder den Kinderarzt zu kontaktieren. Diese Anzeichen können auf eine Infektion hindeuten, die behandelt werden sollte.

Der Nabelschnurrest fällt ganz von allein ab!

Widerstehe der Versuchung, am Nabel zu ziehen oder den Abheilprozess zu beschleunigen. Mit liebevoller Aufmerksamkeit und etwas Geduld wird der Nabel deines Babys bald vollständig verheilt sein, und ihr könnt euch entspannt den vielen schönen Momenten des Elternseins widmen.

4.4 Die besten Tipps für die Windelpflege

Die Windelpflege deines Babys ist ein kleiner, aber wichtiger Teil eures Alltagsrituals. Die empfindliche Haut im Windelbereich wird ständig durch Feuchtigkeit, Reibung und Stoffe wie Ammoniak aus dem Urin oder Enzyme aus dem Kot beansprucht.

Diese Kombination macht die Haut anfälliger für Rötungen und Reizungen und deshalb braucht sie besondere Pflege. Mit ein paar einfachen Handhabungen kannst du helfen, die Haut deines Babys gesund zu halten und unangenehme Hautreaktionen zu vermeiden.

- Bei jedem Windelwechsel ist es wichtig, die Haut im Windelbereich gründlich, aber sanft zu reinigen. Lauwarmes Wasser und ein weicher Waschlappen oder Reinigungswattepads reichen in den meisten Fällen aus, um die Haut sauber zu halten und die natürliche Schutzbarriere zu bewahren.
- Wenn der Kot einmal hartnäckig ist, kannst du ein wenig reines Mandelöl oder ein anderes mildes Naturöl verwenden. Das Öl löst Verschmutzungen sanft, ohne die Haut auszutrocknen oder zu reizen.
- Tupfe den Windelbereich anschließend mit einem sauberen Tuch trocken oder lasse die Haut kurz an der Luft trocknen.
- Trage bei sensibler oder gereizter Haut nach der Reinigung eine hauchdünne Schicht Wundschutzcreme auf. Bei weniger empfindlicher Haut reicht das Eincremen vor dem Schlafen aus, wenn die Windel über längere Zeit getragen wird. Dies schützt die Haut zuverlässig vor Feuchtigkeit und beugt Irritationen vor.

Wundschutzcremes

Natürlich wäre es ideal, auch unterwegs nur mit Wasser und Öl zu reinigen. Aber das ist im Alltag leider nicht immer praktikabel. Eine Thermoskanne mit warmem Wasser, Waschlappen und Öl immer dabei zu haben, ist ziemlich unpraktisch.

Wenn es mal schnell gehen muss, sind parfum- und alkoholfreie Feuchttücher eine gute Alternative. Sie sind sanft zur Haut und schnell zur Hand. Nach der Reinigung mit Feuchttüchern solltest du immer eine Zinkpaste oder Wundschutzcreme auftragen. Der Po ist nach der Reinigung in der Regel noch leicht feucht. Die Paste bzw. Wundschutzcreme absorbiert diese Feuchtigkeit und sorgt dafür, dass die Haut trocken und geschützt bleibt.

Manchmal lässt sich eine Hautreizung trotz aller Sorgfalt nicht vermeiden, das gehört einfach dazu. Auch meine Tochter hatte mehr als einmal einen entzündeten Po. Du kannst unbesorgt sein, so eine Windeldermatitis ist mit den richtigen Helfern auch wieder schneller verschwunden, als man denkt.

Falls du an diesen Punkt kommst, wirf einen Blick in den Abschnitt zur Windeldermatitis (s. Seite 45 f.). Dort findest du praktische Tipps und hilfreiche Informationen, wie du deinem Kind bei gereizter Haut im Windelbereich helfen kannst.

4.5 Milien und Talgdrüsenvergrößerung — kleine Perlen auf der Babyhaut

Vielleicht entdeckst du winzige, weiße oder gelbliche Knötchen auf der Nase, den Wangen oder dem Kinn deines Babys. Diese sogenannten Milien sehen aus wie kleine Perlen und fühlen sich fest an. Sie entstehen, wenn abgestorbene Hautzellen unter der obersten Hautschicht eingeschlossen werden.

Milien treten einzeln oder in kleinen Gruppen auf und verschwinden von selbst, meist schon nach wenigen Wochen, sobald sich die Haut deines Babys weiterentwickelt. Wichtig ist, sie in Ruhe zu lassen. Drücken oder Kratzen reizt die empfindliche Babyhaut und kann Infektionen verursachen. Falls Milien ungewöhnlich lange bestehen bleiben, sich entzünden oder an ungewöhnlichen Stellen auftauchen, lass sie sicherheitshalber von einem Arzt untersuchen.

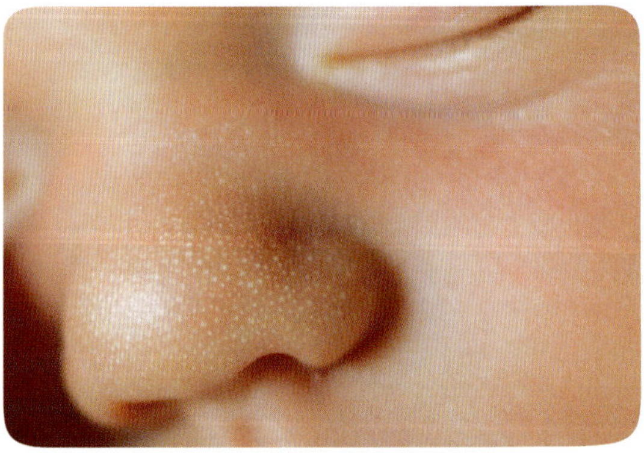

Typisches Bild vergrößerter Talgdrüsen mit eng stehenden, gelben Punkten.

Ähnlich wie Milien sehen weiße oder gelbliche Punkte aus, die durch eine Talgdrüsenvergrößerung entstehen. Diese wird durch mütterliche Hormone ausgelöst, die während der Schwangerschaft und über die Muttermilch an das Baby übergehen. Dadurch wachsen die Talgdrüsen vorübergehend und werden sichtbar. Frühgeborene sind seltener betroffen, da sie weniger dieser Hormone abbekommen.

Im Vergleich zu Milien liegen die Punkte bei einer Talgdrüsenvergrößerung dichter beisammen und bedecken eine größere Fläche – das kannst du gut auf dem Bild sehen. Auch diese Veränderungen verschwinden von allein, meist innerhalb weniger Wochen bis Monate, wenn die Hormone abgebaut sind. Um Reizungen oder Infektionen zu vermeiden, solltest du natürlich auch an diesen Pünktchen nicht herumdrücken.

4.6 Babyakne – Talgdrüsen auf Hochtouren

Die gleichen mütterlichen Hormone, die die Talgdrüsen vergrößern, können auch Babyakne auslösen. Sie entsteht, wenn diese Hormone die Talgproduktion anregen und der überschüssige Talg die Poren verstopft. Das führt zu entzündeten, roten Pickelchen oder gelblichen Pusteln, nicht selten mit einem geröteten Hof. Typischerweise treten sie auf Wangen, Stirn und Kinn auf. Auch wenn Babyakne manchmal wild aussieht, ist sie harmlos und unproblematisch für dein Baby.

Was die Haut jetzt braucht, ist Ruhe. Lauwarmes Wasser reicht aus, um sie sanft zu reinigen. Möchtest du mehr tun, kannst du abends punktuell Schwarztee (s. Seite 45) oder Zinkpaste auftragen. Das beruhigt die Haut, lindert Entzündungen und hilft, Rötungen schneller abklingen zu lassen. Fettreiche Hautpflegeprodukte sind keine gute Wahl, sie belasten die Poren nur zusätzlich. Und ganz wichtig, Finger weg von den Pickelchen! Drücken oder Kratzen macht die Sache nicht besser, sondern reizt die Haut und erhöht das Risiko für Infektionen.

Babyakne tritt typischerweise ab der dritten bis vierten Woche auf und verschwindet genauso schnell, wie sie gekommen ist. Wenn sich nach einigen Wochen keine Besserung zeigt, die Akne schlimmer wird oder sich größere Knoten bilden, kann ein Kinder(haut)arzt helfen. Mit sanften entzündungshemmenden oder antibakteriellen Cremes sorgt er dafür, dass die Haut zur Ruhe kommt, ohne Stress für dein Baby.

4.7 Saugblasen – harmlos, aber ungewohnt

Du hältst dein Baby im Arm und bemerkst kleine Bläschen an seinen Lippen. Kein Grund zur Beunruhigung, das sind Saugblasen, ein normales Phä-

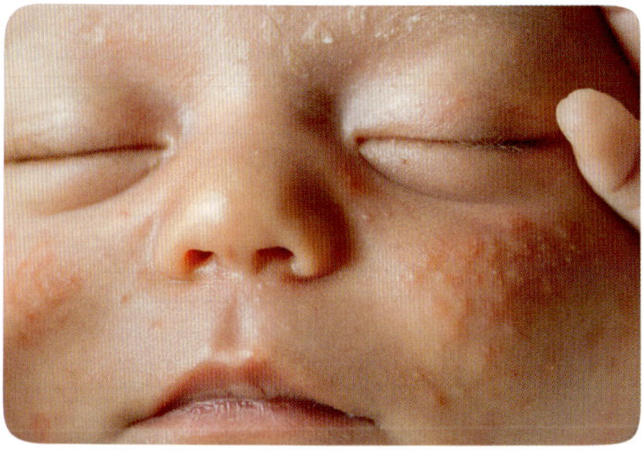

Ausgeprägte Neugeborenenakne mit vielen entzündlichen Pickeln und Pusteln.

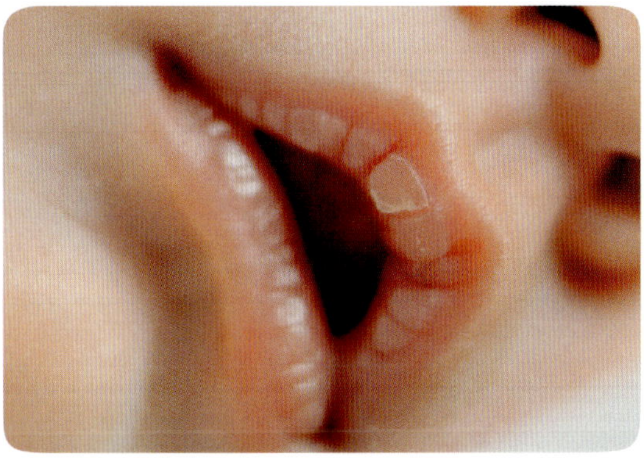

Saugblasen können einzeln oder wie hier zu mehreren auftreten.

nomen bei Neugeborenen! Sie entstehen durch den Saugdruck und die Reibung beim Stillen, Fläschchengeben oder Schnullern. Tatsächlich zeigen sie, dass dein Baby kräftig saugt, sie sind absolut ungefährlich. Saugblasen mögen ungewohnt aussehen, sind aber harmlos und schmerzfrei. Du musst nichts unternehmen, sie verschwinden von selbst, sobald sich die empfindliche Haut deines Babys an das Saugen gewöhnt hat. Wenn du die Heilung unterstützen möchtest, kannst du für ein paar Tage die Lippen deines Babys sanft mit etwas Muttermilch oder einen dünnen Schicht Vaseline pflegen. Bitte die Bläschen nicht entfernen, da dies die Haut verletzen könnte.

Anwendung von Vaseline

Bei längerfristigen Anwendungen solltest du Erdöle (s. Checkliste zu Inhaltsstoffen, Seite 8 f.) wie Vaseline vermeiden, da sie die Haut versiegeln und keine Feuchtigkeit hinzufügen. Die Versiegelung reduziert die Eigenaktivität der Haut, sodass sie verlernt, ihren Feuchtigkeitshaushalt zu regulieren. Dadurch wird die Barrierefunktion geschwächt und die Haut anfälliger für Trockenheit, Reizungen und Umwelteinflüsse. Achte zudem darauf, hochgereinigte, medizinische Vaseline (Vaseline, weiß Ph.Eur.) zu verwenden, um das Risiko von Verunreinigungen und potenziell krebserregenden Stoffen zu vermeiden.

Vaseline

In seltenen Fällen können sich Saugblasen entzünden, selbst wenn du nichts falsch gemacht hast. Achte auf Anzeichen wie Rötungen, Schwellungen oder nässende Stellen. Wenn dein Baby beim Trinken Schmerzen zu haben scheint, zögere nicht, einen Arzt aufzusuchen. So kann sichergestellt werden, dass alles schnell und problemlos abheilt.

4.8 Kopfgneis — Schuppenalarm

Fast jedes Baby bekommt sie irgendwann – gelbliche, fettige Schuppen auf der Kopfhaut. Sie treten meist in den ersten Lebenswochen auf und erreichen ihren Höhepunkt um den dritten bis vierten Lebensmonat. Die gute Nachricht ist, dass Kopfgneis harmlos ist, von selbst verschwindet und dein Baby in der Regel nicht stört.

Kopfgneis zeigt sich durch gelbliche, fettige, festklebende Schuppen, die vor allem auf der Kopfhaut auftreten. Gelegentlich können sie auch an den Augenbrauen, hinter den Ohren oder in Körperfalten wie im Windelbereich sichtbar werden. Die Haut darunter kann leicht gerötet sein, verursacht jedoch meist weder Schmerzen noch Juckreiz. Auch die Haare deines Babys sind nicht dauerhaft betroffen, die ausgefallenen Haare wachsen nach.

Die genaue Ursache für das Entstehen von Kopfgneis ist nicht abschließend geklärt. Experten vermuten eine Kombination aus Hefepilzen und einer erhöhten Talgproduktion, die durch mütterliche Hormone angeregt wird. Diese Hormone zirkulieren noch eine Weile im Körper des Babys nach der Geburt und werden auch beim Stillen immer wieder übertragen. Kopfgneis verschwindet in den meisten Fällen von allein, in der Regel im ersten, spätestens aber im zweiten Lebensjahr.

Kopfgneis hat nichts mit mangelnder Hygiene zu tun und ist nicht ansteckend. Eine aggressive Behandlung ist nicht nötig. Falls die Schuppen zunehmen, Haare vermehrt ausfallen oder sich entzündliche Veränderungen entwickeln, suche ärztlichen Rat. In seltenen Fällen können kortisonhaltige Präparate oder andere entzündungshemmende Cremes notwendig sein. Mit Geduld und der richtigen Pflege heilt Kopfgneis in der Regel aber vollständig ab.

Viele Eltern verwechseln Kopfgneis mit Milchschorf, da beide Zustände ähnliche Symptome zeigen. Es gibt jedoch einige eindeutige Unterschiede.

Schuppenbehandlung

Falls dich die Schuppen stören, kannst du sie sanft mit milden Ölen wie Mandel- oder Olivenöl oder einem speziellen Kombi-Öl-Feuchtigkeits-Produkt wie BabyBene® Gel behandeln.

→ **Auftragen: Auf die trockene Kopfhaut auftragen**

→ **Einwirken lassen: Lass das Öl etwa 30 Minuten einwirken**

→ **Sanft entfernen: Feuchte die Kopfhaut mit einigen Tropfen Wasser an und nutze eine weiche Babybürste oder einen feinen Kamm, um die Schuppen vorsichtig zu lösen**

→ **Reinigen: Wasche die Kopfhaut mit einem milden, pH-neutralen Babyshampoo**

Wiederhole die Anwendung nach Bedarf, bis sich die Schuppen zurückbilden. Wichtig ist, nicht zu kratzen, um die empfindliche Babyhaut nicht zu verletzen. Bei hartnäckigem Kopfgneis oder einer Ausbreitung auf andere Hautbereiche kann ein medizinisches Shampoo mit Ketoconazol helfen. Dieser Wirkstoff hemmt Hefepilze und wirkt entzündungshemmend.

Für größere Hautveränderungen, besonders im Gesicht, kann auch eine Ketoconazol-Creme sinnvoll sein. Sprich vor der Anwendung solcher Produkte am besten mit deinem Kinderarzt oder Dermatologen.

	Milchschorf	Kopfgneis
Fachbegriff	• Atopische Dermatitis im Säuglingsalter	• Seborrhoisches Ekzem
Alter des Auftretens	• Meist nach dem 3. Lebensmonat	• In den ersten Lebenswochen
Aussehen	• Rote Kopfhaut, trockene, gelbe Schuppen und Krusten	• Fettige, gelbe Schuppen
Juckreiz	• Verursacht intensiven Juckreiz	• Meist wenig oder kein Juckreiz

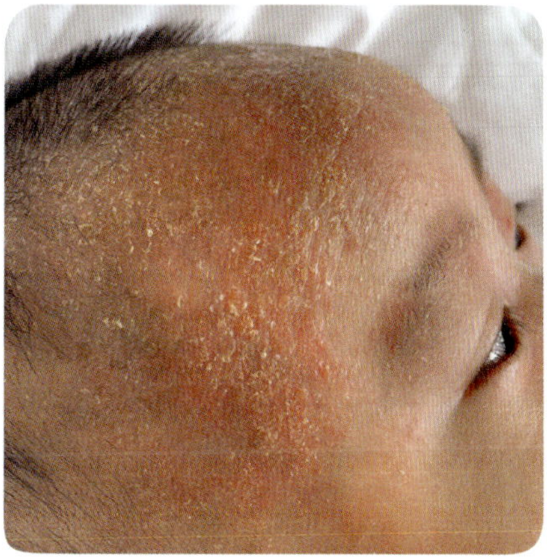

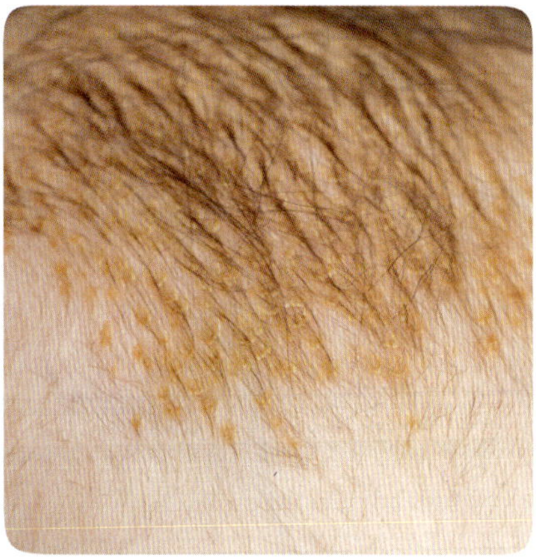

5 Die kleinen, großen Notfälle im Kindesalter

Kinderhaut ist verletzlich. Ob beim Spielen, Toben oder beim Entdecken der Welt, kleine Unfälle gehören dazu, insbesondere wenn die Kleinen älter und abenteuerlustiger werden. Schrammen, Stiche oder sogar Verbrennungen bleiben somit nicht aus. Dieses Kapitel hilft dir, kleine Hautnotfälle zu erkennen, richtig zu reagieren und deinem Kind schnell zu helfen.

5.1 Schürfwunden — so heilt die Haut schnell und narbenfrei

Schürfwunden sind bei Kindern häufig und heilen meistens problemlos. Der erste Schritt ist, dein Kind zu beruhigen. Zeige Verständnis für die Schmerzen und erkläre, dass ihr die Wunde gemeinsam schnell versorgen könnt. Die einfachen Schritte der Behandlung helfen deinem Kind, dass die Schürfwunde schnell und unkompliziert verheilt.

- Spüle die Wunde unter fließendem, lauwarmem Wasser ab, um Schmutz und Keime zu entfernen. Vermeide jedoch Reinigungsmittel wie Seifen oder Alkohole, da diese die Haut reizen und die Heilung verzögern können.
- Tupfe die Wunde nach der Reinigung vorsichtig mit einem sauberen, weichen Tuch trocken. Reiben solltest du vermeiden, um die Haut nicht zusätzlich zu strapazieren.
- Desinfiziere sie im Anschluss, z. B. mit Octenidin. Einmalige Desinfektion genügt. Solange die Wunde sauber bleibt, braucht sie keine erneute Desinfektion.
- Trage anschließend eine dünne Schicht Wund- und Heilsalbe auf. Besonders geeignet sind Produkte, die Panthenol oder Zink enthalten, da sie beruhigend wirken und die Heilung unterstützen.
- Decke die Wunde, insbesondere nässende Stellen, mit einem atmungsaktiven Pflaster oder einem leichten Wundverband ab. Wechsle das Pflaster oder den Verband alle ein bis zwei Tage, um die Wunde sauber zu halten.
- Wenn sich ein Schorf bildet, lass ihn in Ruhe, er ist ein natürliches Pflaster, der die Wunde schützt und die Heilung unterstützt. Erkläre deinem Kind, warum es nicht daran kratzen sollte, auch wenn es verlockend ist. Abkratzen kann die Heilung verzögern und Narben hinterlassen.
- Ist die Wunde nach ein paar Tagen geschwollen, gerötet oder schmerzhaft oder bildet sich Eiter, suche eine Ärztin oder einen Arzt auf. Das können Anzeichen einer Infektion sein.

5.2 Verbrennungen richtig behandeln

! Das Wichtigste zuerst: Gefahrenquellen vermeiden!

Schon eine Tasse heißer Kaffee kann bei kleinen Kindern schwere Verbrühungen verursachen. Stelle heiße Getränke und Speisen immer außerhalb der Reichweite deines Kindes, drehe beim Kochen die Topfgriffe nach hinten und achte darauf, dass dein Kind sich nicht in der Nähe von heißen Töpfen oder Dampfquellen aufhält. Auch das Einatmen von Dämpfen über einem Topf mit heißem Wasser kann gefährlich sein und hat bei Kindern schon zu schweren Verbrühungen geführt. Mit diesen wenigen Maßnahmen kannst du viele Unfälle vermeiden.

Ein Moment der Unachtsamkeit, und plötzlich ist es doch passiert. Dein Kind hat sich verbrannt oder verbrüht. Keine Panik, jetzt zählt das richtige Vorgehen, das sich nach dem Grad der Verbrennung richtet.

- **Falls Kleidung die betroffene Stelle bedeckt, entferne diese vorsichtig. Aber nur, wenn sie nicht mit der Haut verklebt ist. Andernfalls belässt du die Kleidung auf der Haut, um die Haut nicht zusätzlich zu verletzen.**
- **Ist die Haut nur gerötet, kühle sie sofort mit lauwarmem Leitungswasser bei ungefähr 15 Grad (das entspricht in etwa der niedrigsten Einstellung des Wasserhahns) für 10 bis 20 Minuten. Das lindert den Schmerz und beruhigt die Haut.**
- **Bitte verwende keine Eiswürfel oder Kühlpads, das kann der Haut mehr schaden als nützen.**
- **Anschließend kannst du die Heilung unterstützen, indem du über mehrere Tage eine dünne Schicht Hydrokortison-Creme aufträgst.**
- **Hat sich eine Blase gebildet, kühle die Stelle ebenfalls, öffne die Blasen jedoch nicht selbst, da dies das Infektionsrisiko erhöht. Decke die Verletzung vorsichtig mit Frischhaltefolie oder einer sterilen Wundauflage ab und suche zeitnah eine Ärztin oder einen Arzt auf. Sie können die Wunde fachgerecht versorgen und bei Bedarf eine Salbe oder ein Medikament empfehlen.**

5.3 Erste Hilfe bei tiefen Wunden und Bissen

Tiefe Wunden

Tiefe Wunden erfordern besondere Aufmerksamkeit, da sie ein erhöhtes Risiko für Infektionen oder Komplikationen bergen, insbesondere wenn sie verunreinigt oder durch einen Biss entstanden sind. Der erste Schritt ist, die Blutung zu stoppen. Übe sanften Druck mit einer sterilen Kompresse oder einem sauberen Tuch aus und halte die Wunde, wenn möglich, leicht erhöht, um den Blutfluss zu verringern. Sobald die Blutung gestillt ist, desinfiziere die Wunde vorsichtig mit einem geeigneten alkoholfreien Mittel wie Octenidin oder Polihexanid und decke sie mit einem sterilen Verband ab.

Anders als bei Schürfwunden vermeidest du das Auswaschen der Wunde, um zu verhindern, dass Keime tiefer ins Gewebe gelangen. Prüfe zudem, ob der Tetanusschutz noch aktuell ist.

Erste-Hilfe-Material

Fälle für den Notarzt unter 112 bei Verbrennungen

Bei Säuglingen und großflächigen Verbrennungen darfst du nicht kühlen. In solchen Fällen rufst du sofort den Notarzt unter 112, hältst dein Kind warm und bleibst bei ihm, bis Hilfe eintrifft. Den Rettungsdienst rufst du auch an,

- → **wenn Gesicht, Hände, Füße oder der Genitalbereich betroffen sind,**
- → **wenn die Haut weißlich, verbrannt oder verkohlt aussieht oder**
- → **wenn dein Kind Anzeichen eines Schocks zeigt, wie Blässe und/oder Verwirrtheit, oder schnelle Atmung aufweist.**

Wann ist der Arztbesuch angeraten?

Fremdkörper wie kleine Splitter kannst du entfernen, aber bei tiefsitzenden Teilen wie Holz oder Glas solltest du immer einen Arzt aufsuchen, da ein Entfernen die Verletzung verschlimmern könnte.

Ebenso ist ein Arztbesuch notwendig,

- wenn die Blutung nicht stoppt,
- die Wunde größer als ein Zentimeter oder tiefer als fünf Millimeter ist,
- wenn gelbes Fettgewebe, Muskeln oder Knochen sichtbar sind,
- wenn die Wunde nicht vollständig durch Desinfektion gereinigt werden kann,
- wenn es sich um Verletzungen im Gesicht handelt. Der Arzt entscheidet, ob die Wunde genäht, geklebt oder anders versorgt werden muss.

Bisswunden

Bisswunden stellen eine besondere Herausforderung dar, da sie durch den Speichel stark keimbelastet sind. Nach dem Stoppen der Blutung desinfizierst du die Wunde, ohne sie auszuwaschen, und schützt sie mit einem sterilen Verband.

Eine ärztliche Untersuchung ist bei Bisswunden immer erforderlich, da sie in den meisten Fällen eine antibiotische Behandlung benötigen. Der Arzt wird die Wunde reinigen, Keime entfernen und den Tetanusschutz deines Kindes überprüfen sowie bei Bedarf auffrischen.

Tiefe Wunden in den folgenden Tagen genau beobachten!

Anzeichen wie Rötung, Schwellung, Wärme oder Eiterbildung deuten auf eine Infektion hin und erfordern sofort eine ärztliche Abklärung. Dies gilt insbesondere für Anzeichen einer Wundrose, einer ernsten bakteriellen Hautinfektion.

5.4 Wundrose – unbedingt den Arzt aufsuchen

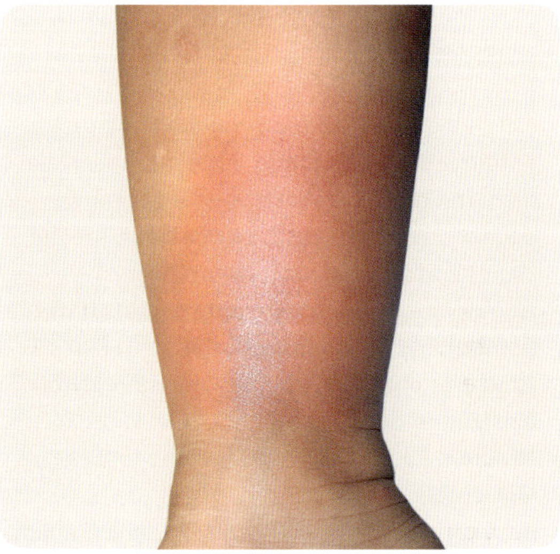

Typische Wundrose mit scharf begrenzter, flächenhafter Rötung, die sich zunehmend ausbreitet.

Eine Wundrose ist eine akute bakterielle Hautinfektion, die sich durch plötzlich auftretende Rötung, Schwellung, Überwärmung und Schmerzen in einem scharf abgrenzbaren Hautbereich zeigt.

Solche Infektionen entstehen häufig durch winzige Hautverletzungen wie Kratzer, Insektenstiche oder unzureichend versorgte Wunden, die Keimen als Eintrittspforte dienen. Begleitend treten Fieber und ein allgemeines Krankheitsgefühl auf, was darauf hinweist, dass die Infektion sich weiter ausbreitet.

Wenn du diese Symptome bemerkst, solltest du sofort ärztliche Hilfe suchen. Die Behandlung erfolgt in der Regel mit Antibiotika, die gelegentlich direkt über die Vene verabreicht werden. Das ist notwendig, um die Infektion schnell unter Kontrolle zu bringen und eine weitere Ausbreitung der Infektion zu verhindern.

Ohne Behandlung kann sich die Wundrose verschlimmern und zu ernsthaften Komplikationen wie zu einer Blutvergiftung (Sepsis) führen.

6 Juckreiz – ein Kribbeln, das uns alle trifft

Es ist Abend, und du liest deinem Kind eine Gute-Nacht-Geschichte vor. Die Worte werden ruhiger, dein Kind kuschelt sich ein, die Augenlider werden schwerer. Und dann beginnt es plötzlich, sich zu winden und zu kratzen. Der ersehnte Schlaf scheint unerreichbar, und du fragst dich, warum gerade jetzt?

Juckreiz tritt oft dann auf, wenn der Körper zur Ruhe kommt, z. B. abends im Bett. Sobald alle anderen Reize langsam ausgeblendet werden, wird das Kribbeln umso spürbarer. Auch Wärme spielt eine Rolle. So kann die kuschelige Decke, die eigentlich für Geborgenheit sorgt, den Juckreiz verstärken. Ähnlich verhält es sich mit einem warmen Bad oder einer Dusche, die, anstatt zu entspannen, das Gefühl von Juckreiz anfeuern können.

Manchmal tritt der Juckreiz auch in emotionalen Momenten auf, beispielsweise beim morgendlichen Anziehen, wenn es hektisch wird, beim Zähneputzen oder kurz vor dem Weg zur Kita oder Schule. Diese aufregenden Situationen könne den Drang zu kratzen verstärken. Aber keine Sorge, neben Antijuckreizcremes und Tabletten bzw. Säften gibt es weitere Wege, deinem Kind zu helfen.

6.1 Wie entsteht der Juckkreislauf?

Äußere Juckreizfaktoren

Juckreiz ist das unsichtbare Signal unserer Haut, das sagt: „Achtung, hier stimmt etwas nicht!" Die Hautbarriere, unser natürlicher Schutzschild, bewahrt Feuchtigkeit und hält Reizstoffe ab. Doch trockene Heizungsluft, heiße Bäder oder reizende Stoffe wie Seifen können diese Barriere schwächen. Sobald sie brüchig wird, dringen Reizstoffe oder Keime leichter ein und „kitzeln" die Nervenenden in der Haut. Das Gehirn meldet zurück, dass etwas juckt und gekratzt werden soll.

Innere Juckreizfaktoren

Neben äußeren Faktoren gibt es auch innere Ursachen für Juckreiz, besonders bei entzündlichen Hauterkrankungen wie Neurodermitis. Hierbei ist die Haut von Natur aus empfindlicher, verliert schneller Feuchtigkeit und wird anfälliger für Reize. Stelle dir die Hautbarriere wieder wie einen Schutzschild vor. Bei Neurodermitis hat dieser jedoch Risse. Feuchtigkeit entweicht, die Haut wird trocken und anfällig, und Reizstoffe können leichter eindringen. Doch das ist noch nicht alles.

Entzündungsbotenstoffe, die der Körper bei Neurodermitis freisetzt, reizen zusätzlich die Nerven in der Haut. Auch andere Erkrankungen wie Gallenstauung oder Diabetes mellitus können Juckreiz verursachen, selbst wenn äußerlich keine Hautveränderungen sichtbar sind.

Der Juck-Kratz-Kreislauf beginnt

Sobald dein Kind das Kribbeln und Jucken spürt, beginnt der Juckkreislauf und das Kratzen folgt als natürliche Reaktion. Das verschafft zwar kurzzeitig Erleichterung, belastet die Haut aber zusätzlich. Durch das Kratzen entstehen kleine Risse und Verletzungen, die die ohnehin schwache Barriere weiter belasten. Neue Reizstoffe können leichter eindringen, das Kribbeln wird stärker, und der Drang zu kratzen wächst.

Besonders bei empfindlicher Kinderhaut oder Neurodermitis kann dieser Kreislauf schnell zur Belastung werden.

6.2 Juckreiz ade – Tipps, die helfen

Wenn du merkst, dass die Haut deines Kindes juckt, ist das Wichtigste, die Hautbarriere zu stärken. Eine gut gepflegte, intakte Haut juckt nämlich viel seltener. Und wenn doch, dann meistens nicht so stark.

Eine regelmäßige Pflegeroutine mit feuchtigkeitsspendenden Cremes oder Lotionen speziell für empfindliche Kinderhaut kann Wunder wirken. Inhaltsstoffe wie Glycerin oder Panthenol spenden Feuchtigkeit und helfen, die Haut zu regenerieren. Da Wärme Juckreiz verstärkt, kann Kühlen eine echte Wohltat sein. Lege einfach einen kühlen Waschlappen oder ein sanftes Kühlpad auf die juckende Stelle oder sprühe ein Thermalwasser-Kühlspray auf die Haut. Diese kleinen Tricks können sofortige Erleichterung bringen.

Wenn das Jucken trotzdem anhält, gibt es spezielle „Anti-Juckreiz-Helfer" aus der Tube oder Cremedose. Bei Insektenstichen können Cremes mit Antihistaminika helfen, indem sie die durch den Stich freigesetzten Stoffe neutralisieren.

Für andere juckende Hautstellen sind Produkte mit Polidocanol, auch als Lauromacrogol bekannt, eine gute Wahl. Alternativ kannst du dir in der Apotheke Polidocanol-Cremes individuell herstellen lassen: hydrophil für normale Haut oder lipophil für trockene Haut. Bei hartnäckigem Juckreiz können entzündungshemmende Präparate mit Kortison eine Option sein, allerdings nur, wenn sie für kurze Zeit angewendet werden. Vielleicht hast du sogar schon eine Hydrokortison-Creme in deiner Hausapotheke.

Gerbstoffe wie Tamol® (z. B. in kortisonfreiem Tannosynt®) wirken ebenfalls entzündungshemmend, austrocknend und regenerierend, wodurch sie gereizte Haut beruhigen und Juckreiz lindern. Die Wahl der richtigen Zusammensetzung ist entscheidend, damit die Haut nicht unnötig gereizt wird. Für trockene Haut oder großflächige Anwendung juckreizlindernder Mittel eignen sich Cremes besser. Für fettige oder nässende Hautveränderungen, genau wie für Bläschen, sind leichte Lotionen die bessere Wahl, da sie keinen schweren Film hinterlassen, unter dem sich Feuchtigkeit stauen könnte, was nicht nur unangenehm wäre, sondern auch den Juckreiz verschlimmern könnte.

Juckreizlinderne Pflege

Doch nicht jeder Inhaltsstoff wirkt bei jedem Kind gleich gut. Manchmal hilft ein bestimmtes Produkt wunderbar, während ein anderes nicht die gewünschte Wirkung erzielt. Daher sollte man nicht allein auf den Inhaltsstoff achten, sondern auch darauf, ob die Formulierung zur Haut deines Kindes passt. Es kann daher etwas Geduld erfordern, bis du die perfekte Kombination gefunden hast.

Wirkstoffinformation

Da Gerbstoffe reizlindernd, entzündungshemmend und zusätzlich austrocknend wirken, sind sie besonders in Form einer Lotio eine gute Wahl bei nässenden Hautveränderungen. Bei kleinflächigen, nicht nässenden, juckenden Stellen, wie etwa bei Insektenstichen, kann der Gerbstoff in Lotioform punktuell und unabhängig vom Hauttyp angewendet werden. Für eine großflächigere Anwendung würde ich, um den austrocknenden Effekt zu kompensieren, eher zu einer Creme raten.

Harnstoff (Urea) ist bekannt als stark feuchtigkeitsspendender und juckreizlindernder Inhaltsstoff. Allerdings kann er bei manchen Menschen auf empfindlicher Haut brennen. Da viele Kinder unter sechs Jahren, insbesondere aber Kinder unter drei Jahren, dieses Brennen nicht äußern können, empfiehlt es sich, für die ganz Kleinen lieber auf Urea zu verzichten.

Wenn Cremes nicht reichen – Tabletten und Säfte gegen den Juckreiz

Manchmal braucht es auch ein wenig mehr, und ein Antihistaminikum in Tabletten- bzw. flüssiger Form kann helfen. Die Arzneistoffe Cetirizin und Desloratadin sind ab dem ersten Lebensjahr geeignet, wenn Cremes und Lotionen nicht ausreichen. Vor allem abends, wenn der Juckreiz den Schlaf deines Kindes stört, ist Cetirizin hilfreich, da es auch müde macht. Tagsüber eignet sich Desloratadin, da es nicht schläfrig macht. Achte bitte auf die Dosierung in der Packungsbeilage, um eine sichere Anwendung zu gewährleisten.

Antihistaminika-Säfte

In der Praxis hat sich gezeigt, dass man mit der Gabe nicht bis zum ersten Geburtstag warten muss. Desloratadin wird daher auch bei Babys unter einem Jahr eingesetzt, da Studien bisher keine Hinweise auf Nebenwirkungen zeigen. Schließlich muss niemand unnötig unter Juckreiz leiden.

Auch Ablenkung hilft

Die manchmal beste Hilfe gegen Juckreiz ist ganz einfach – Ablenkung! Ein Igelball zum Rollen, Kneten oder Spielen bietet eine großartige Möglichkeit, die Haut anders zu stimulieren. Auch das Lieblingsspiel oder ein kreativer Zeitvertreib kann helfen, das Jucken für einen Moment zu vergessen – und das ganz ohne Creme oder Tablette. Wenn der Juckreiz jedoch anhält, besonders wenn keine sichtbaren Hautveränderungen zu erkennen sind, ist es wichtig, die Ursache ärztlich abklären zu lassen. Mit dem Wissen, das du jetzt hast, bist du aber bestens vorbereitet.

6.3 Hilfe bei Insektenstichen

Cremes, Gele und Ablenkungsmanöver sind bei Juckreiz das Mittel der Wahl und es gibt einen Grund, warum sie im Sommer besonders häufig zum Einsatz kommen – Insektenstiche. Die Eiweiße im Speichel oder Gift der Insekten sorgen dafür, dass die Haut mit Rötung, Juckreiz und Schwellung reagiert. Typisch sind Quaddeln mit

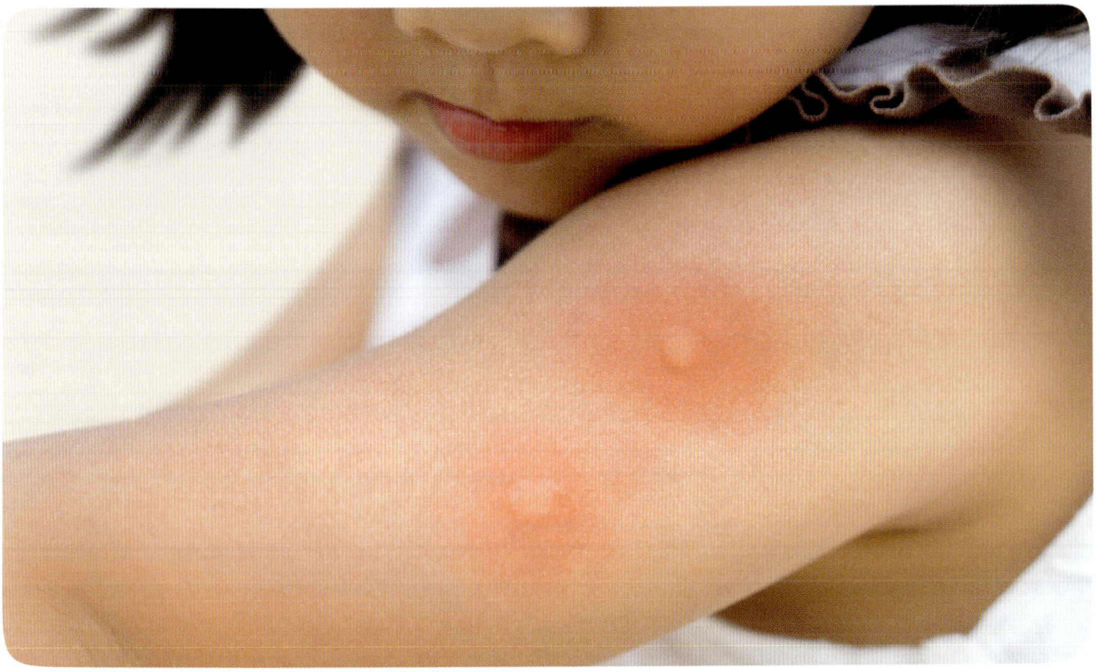

weißem Zentrum und rotem Rand. Später können sich daraus juckende Knötchen entwickeln, die erst nach Wochen verschwinden. Manche Kinder zeigen stärkere Reaktionen, manchmal sogar mit Blasen. Aber keine Panik, das sieht schlimmer aus, als es ist.

Insektenstiche behandeln

Wenn du einen Stachel entdeckst, entferne ihn vorsichtig, am besten wie einen Splitter. Danach kannst du den Stich gezielt behandeln, um Juckreiz und Schwellung zu lindern.

Spezielle Insektenstichhelfer

Für Kinder ab drei Jahren sind Hitzestifte eine großartige Erfindung. Sie zerstören die übertragenen Eiweiße und stoppen den Juckreiz, bevor er richtig beginnt. Bei jüngeren Kindern helfen kühle Umschläge oder sanfte Kühlpads, um die Beschwerden zu mildern. Noch effektiver wirkt ein Gel oder eine Creme aus dem Kühlschrank, insbesondere Varianten mit Polidocanol, Antihistaminika oder Gerbstoffen wie Tamol®. Wer es lieber natürlich mag, kann eine aufgeschnittene Zwiebel oder Apfelessig ausprobieren. Das hilft tatsächlich, riecht aber entsprechend.

Insektenstiche verhindern

Prävention ist die beste Behandlung. Halten wir also die Insekten fern, z. B. mit heller, langärmeliger Kleidung, die die kleinen Plagegeister weniger anzieht. Und ein Insektenschutznetz über dem Kinderbettchen oder dem Kinderwagen ist Gold wert. Du solltest auch die Raumtemperatur im Auge behalten, denn Insekten mögen es warm. Also ab in die kühleren Zimmer oder die Klimaanlage anwerfen und dein Kind bleibt nicht nur entspannt, sondern auch stichfrei.

Eine weitere Maßnahme ist die Nutzung von Insektenschutzsprays. Das ist wahrscheinlich das Erste, woran viele denken. Doch so einfach ist es nicht. Experten empfehlen solche Sprays meist erst ab einem Alter von zwei Jahren, da sie bei jüngeren Kindern leichter in den Körper gelangen und die Schleimhäute der Atemwege reizen können.

Für alle, die lieber auf Chemie verzichten möchten, gibt es mit Kokosöl eine natürliche Alternative. Es pflegt die Haut des Babys wunderbar weich, aber einen zuverlässigen Anti-Mücken-Effekt bietet es nicht für jedes Kind. Wie so oft gilt aber, dass nicht bei jedem alles gleich gut wirkt, aber einen Versuch ist es allemal wert.

Von Naturprodukten auf Basis ätherischer Öle rate ich ab, da sie die empfindliche Haut der Kleinen stark reizen und sogar allergische Reaktionen auslösen können. Im Handel gibt es ätherische Öle, die stark verdünnt in einem Armband verarbeitet und als Insektenabwehr-Armband verkauft werden. Das sieht sicherlich hübsch aus, ist aber wirkungslos. Eine Ausnahme unter den ätherischen Ölen bildet Citriodiol®, welches aus den Blättern des Zitroneneukalyptus gewonnen wird. Hier gibt es einen durch zahlreiche Studien belegten Effekt ohne die zu befürchtenden reizenden Nebenwirkungen.

Insektenschutz sprays

Insektenschutzsprays

Viele Studien und meine persönliche Erfahrung zeigen, dass der Wirkstoff Icaridin gut verträglich und bei gelegentlicher Anwendung auch für Kinder ab sechs Monaten geeignet ist. EBAAP, ein noch sanfterer Wirkstoff, wirkt vor allem gegen heimische Insekten. Für Fernreisen ist ein Icaridin-Produkt also die bessere Wahl. DEET ist hingegen ein wirklich aggressiver Wirkstoff und meiner Meinung nach nichts für die zarte Haut von Kindern. Wenn möglich, verzichte darauf bis ins Teenageralter.

Symptome, die den Arztbesuch erfordern

Normalerweise sind Insektenstiche harmlos und können gut zu Hause behandelt werden. Trotzdem gibt es Situationen, in denen ein Arztbesuch notwendig ist. Wenn dein Kind z. B. von einer Biene oder Wespe in der Nähe der Atemwege gestochen wird, insbesondere im Mund oder Rachen, handelt es sich um einen Notfall und ist schnelles Handeln wie bei einer anaphylaktischen Reaktion gefragt (s. Seite 43).

Besondere Aufmerksamkeit ist ebenfalls notwendig, wenn dein Kind plötzlich Atembeschwerden, Schwindel oder eine großflächige Nesselsucht entwickelt. Das könnten Anzeichen einer echten allergischen Reaktion sein, die sofortige ärztliche Behandlung erfordert. Rufe in solchen Fällen unbedingt einen Krankenwagen.

Auch wenn du Anzeichen einer Infektion bemerkst, wie verstärkte Rötung, Eiterbildung oder Fieber, solltest du dein Kind ärztlich vorstellen.

! Verstärkte Reaktion an der Einstichstelle oder allergische Reaktion?

Wichtig ist, bei Bienen- oder Wespenstichen zwischen einer verstärkten Reaktion an der Einstichstelle und einer echten allergischen Reaktion zu unterscheiden.

Eine verstärkte Reaktion zeigt sich durch eine starke Schwellung, die über die Einstichstelle hinausgeht. Das bedeutet, dass jemand empfindlich auf das Gift reagiert, jedoch liegt in diesem Fall keine Allergie vor. Diese Art der Reaktion klingt in der Regel nach einigen Tagen ab und erfordert keine Notfallbehandlung.

Eine allergische Reaktion hingegen betrifft den gesamten Körper und kann lebensbedrohlich sein. Typische Symptome sind Hautausschläge, Atemnot, Schwellungen an Lippen oder Augen, starker Juckreiz oder Kreislaufprobleme. In einem solchen Fall muss sofort ein Rettungswagen gerufen werden.

Beachte! Bei Bienen- oder Wespenstichen treten allergische Symptome frühestens nach einem zweiten Stich auf, da das Immunsystem beim ersten Stich lediglich sensibilisiert wird. Dadurch kann eine Allergie zunächst unentdeckt bleiben. Wenn bei Kindern jedoch eine bekannte Allergie gegen Bienen- oder Wespenstiche besteht, sollte bei jedem Stich ein Rettungswagen gerufen werden, da eine schwere Reaktion nicht ausgeschlossen werden kann.

7 Allergische Reaktionen: das Immunsystem mit Fehlalarm

Das Immunsystem deines Kindes funktioniert wie ein ausgeklügeltes Sicherheitssystem, das den Körper vor gefährlichen Eindringlingen wie Viren oder Bakterien schützt. Normalerweise arbeitet es präzise und wehrt echte Bedrohungen gezielt ab. Doch manchmal schlägt dieses System Fehlalarm, ein harmloser Kontakt mit Pollen, Tierhaaren oder einem bestimmten Lebensmittel wird fälschlicherweise als Gefahr eingestuft. Der Körper antwortet mit einer Überreaktion und es kommt zu einer Abwehrreaktion, die wir als Allergie bezeichnen.

Ein wichtiger Akteur bei dieser Reaktion ist der Botenstoff Histamin. Schlägt das Immunsystem Alarm, wird Histamin aus speziellen Zellen freigesetzt. Es bewirkt eine Erweiterung der Blutgefäße und löst Entzündungen aus, um die vermeintliche Gefahr abzuwehren. Dadurch kommt es zu typischen Reaktionen wie Rötungen und Schwellungen, die sich je nach betroffenem Körperbereich unterschiedlich äußern können.

Meistens bleibt die allergische Reaktion auf ein Organsystem beschränkt und nur selten sind mehrere gleichzeitig betroffen. Eine Ausnahme bildet die sogenannte anaphylaktische Reaktion. Hier wird der gesamte Körper in Alarmbereitschaft versetzt. Die Symptome treten entweder gleichzeitig oder in rascher Abfolge auf und können den Kreislauf schwer belasten, sodass es zu Schwindel, Ohnmacht und im schlimmsten Fall zu einem Kreislaufstillstand kommt. Anaphylaxie ist ein medizinischer Notfall, der sofortiges Handeln erfordert. Dieses Thema wird im Folgenden noch genauer beschrieben.

Symptome allergischer Reaktionen

- **Haut:** Juckreiz, Ausschläge, Nesselsucht oder Ekzeme
- **Nase:** Laufende oder verstopfte Nase, Niesen
- **Augen:** Rötung, Tränenfluss, Juckreiz
- **Atemwege:** Husten oder Atemnot – bis hin zu Asthma
- **Magen-Darm-Trakt:** Übelkeit, Erbrechen, Bauchschmerzen, Durchfall

7.1 Auf Spurensuche — wie wird eine Allergie diagnostiziert?

Bevor eine Allergie sicher diagnostiziert werden kann, bist du als Elternteil gefragt. Beobachte dein Kind genau, wann die Symptome auftreten, z. B. nach dem Essen, draußen im Park oder nach dem Kontakt mit einer Creme. Ein Allergietagebuch kann dir helfen, Zusammenhänge zu erkennen, und gibt dem Arzt wertvolle Hinweise für die Diagnose.

Der Arzt nutzt verschiedene Tests, um den Auslöser zu bestimmen. Ein häufig angewandter Test ist der Pricktest. Dabei werden kleine Tropfen verdächtiger Allergene auf die Haut aufgetragen, und mit einer feinen Nadel wird die Haut leicht angeritzt. Zeigt sich eine Quaddel, deutet das auf eine mögliche Allergie hin. Ergänzend kann ein Bluttest durchgeführt werden, der nach spezifischen Immunglobulin-E(IgE)-Antikörpern sucht, die auf eine allergische Sensibilisierung hinweisen. Um Medikamentenallergien zu erkennen, kommt der Patchtest zum Einsatz. Dabei werden Pflaster mit Allergenen auf die Haut geklebt, und die Reaktionen werden nach 48 und 72 Stunden geprüft.

Wichtig ist jedoch, die Testergebnisse richtig zu interpretieren. Ein positiver Test bedeutet lediglich, dass das Immunsystem sensibilisiert ist und auf das Allergen reagieren könnte. Eine echte Allergie liegt erst dann vor, wenn tatsächlich Symptome auftreten. Deshalb sind Beobachtungen im Alltag und die ärztliche Einschätzung entscheidend, um eine sichere Diagnose zu stellen und unnötige Einschränkungen zu vermeiden.

7.2 Allergiebehandlung: Was hilft, wenn der Körper überreagiert?

Die Behandlung einer Allergie richtet sich nach der Stärke der Symptome und dem auslösenden Allergen. Es gibt eine Regel, die immer beachtet werden sollte. Allergene sollten, so gut wie möglich, gemieden werden. Was einfach klingt, ist eine Herausforderung.

Pollen sind praktisch überall, und bei Lebensmitteln ist es nicht immer leicht, versteckte Allergene in den Inhaltsstoffen zu entdecken. Selbst Produkte, die harmlos erscheinen, können Stoffe enthalten, die das Immunsystem reizen. Wenn die Meidung allein nicht ausreicht, stehen verschiedene Ansätze zur Verfügung, um Beschwerden zu lindern und langfristig die Kontrolle über die Allergie zu gewinnen.

Medikamente

Medikamente können akute Symptome rasch lindern. Antihistaminika sind dabei die erste Wahl. Sie blockieren die Wirkung des Histamins. So lassen sich leichte bis mittelschwere Beschwerden schnell unter Kontrolle bringen. Bei stärkeren Reaktionen kommen zusätzlich Kortisonpräparate zum Einsatz. Ob als Creme, Saft oder Tablette, sie wirken entzündungshemmend und reduzieren Symptome wie Schwellungen oder starke Hautausschläge. Da Kortison jedoch auch Nebenwirkungen haben kann, sollte es nur für kurze Zeit eingesetzt werden.

Antihistaminika-Säfte

Hyposensibilisierung

Für bestimmte Allergien wie Pollen- oder Insektengiftallergien bietet die Hyposensibilisierung eine wirksame Behandlungsoption. Bei dieser langfristigen Methode wird das Immunsystem schrittweise an das Allergen gewöhnt. Über einen Zeitraum von mehreren Jahren erhält der Körper regelmäßig kleine Dosen des Allergens, entweder als Spritze, Tablette oder Tropfen. Mit der Zeit reagiert das Immunsystem weniger empfindlich und die Beschwerden nehmen deutlich ab. Die Hyposensibilisierung erfordert Geduld und Durchhaltevermögen, zeigt jedoch bei vielen Betroffenen sehr gute Ergebnisse. Sie kann die Lebensqualität erheblich verbessern und langfristig eine deutliche Linderung der Symptome bewirken. Bis vor Kurzem glaubte man, dass jemand, der nur wenige Allergien hat und sehr frühzeitig mit der Hyposensibilisierung beginnt, auf die Behandlung anspricht. Heute weiß man jedoch, dass dies keine Rolle spielt. Unabhängig vom Alter, der Dauer oder der Anzahl der Allergien kann eine Hyposensibilisierung Linderung bringen.

Egal, ob es um akute Maßnahmen oder langfristige Lösungen geht, die jeweils passende Therapie hilft, eine Allergie effektiv zu kontrollieren. Wichtig ist, die Behandlung gemeinsam mit dem Arzt individuell auf die Bedürfnisse deines Kindes abzustimmen, damit es unbeschwert und sicher aufwachsen kann.

7.3 Sonnenallergie — wenn die Haut auf Licht reagiert

Eine Sonnenallergie tritt häufig bei plötzlicher, intensiver Sonneneinstrahlung auf und betrifft besonders empfindliche Hautbereiche wie Gesicht, Hände und Arme. Innerhalb weniger Stunden können Juckreiz sowie rote Flecken, Knötchen oder Bläschen auftreten. Eine spezielle Form der Sonnenallergie ist die sogenannte Mallorca-Akne. Sie entsteht durch die Kombination von UV-Strahlung und fetthaltigen Sonnencremes. Typisch sind Knötchen und Pusteln, die vor allem auf Schultern, Rücken und Dekolleté auftreten. Um eine Sonnenallergie zu vermeiden, ist neben herkömmlichem Sonnenschutz auch die Gewöhnung der Haut an die Sonne wichtig. Beginne mit kurzen Aufenthalten in der Sonne und steigere die Dauer allmählich. Das gibt der Haut Zeit, sich an die UV-Strahlung zu gewöhnen und die Toleranz zu erhöhen. Außerdem sollte die Mittagssonne gemieden und die Haut neben (fettfreier) Sonnencreme mit Kleidung vor den UV-Strahlen geschützt werden. Kommt es trotz aller Vorsicht zu Hautveränderungen, lindern Hydrokortison-Cremes und Antihistaminika den Juckreiz und lassen die Hautveränderungen schneller abheilen.

7.4 Nahrungsmittelallergien – von Erdnüssen bis Gluten

Reagiert dein Kind nach dem Essen mit Symptomen wie Nesselsucht, Bauchschmerzen oder Durchfall? Das könnte auf eine Nahrungsmittelallergie hinweisen, aber ebenso auf eine Pseudoallergie oder auf eine Intoleranz. Diese Unterschiede sind entscheidend, denn sie bestimmen, wie du deinem Kind helfen kannst.

Lebensmittelallergie

Bei einer Allergie bildet der Körper Antikörper gegen Bestandteile bestimmter Lebensmittel. Nach Kontakt mit dem auslösenden Nahrungsmittel wird Histamin freigesetzt, was zu den typischen Allergiesymptomen wie Hautausschlag, Juckreiz oder Bauchschmerzen führt. Nahrungsmittelallergien betreffen etwa 4–8 % der Kinder und werden meistens durch Kuhmilch, Hühnerei, Nüsse oder Fisch ausgelöst. In der Regel sind nur ein oder zwei Lebensmittel die Ursache, mehrere gleichzeitig eher selten. Die gute Nachricht ist, dass viele dieser Allergien mit der Zeit von selbst verschwinden. Kuhmilch und Hühnerei vertragen etwa 80 % der Kinder wieder, wenn sie ins Schulalter kommen. Allergien gegen Nüsse oder Fisch bleiben zwar häufiger bestehen, können sich aber im Laufe der Zeit ebenfalls abschwächen.

Allergierisiken reduzieren!

Wenn du Allergierisiken reduzieren willst, solltest du mit der Beikost zwischen dem 5. und 7. Lebensmonat starten und eine Vielzahl von Nahrungsmitteln anbieten. Wichtig ist auch, dass alle Nahrungsmittel regelmäßig – mindestens einmal pro Woche – gegeben werden.

So ist die Wahrscheinlichkeit, dass sich das Immunsystem an das Lebensmittel gewöhnt und es als Freund und nicht als Feind speichert, deutlich größer. Wird während der Beikostgewöhnung noch weiter gestillt, senkt sich das Allergierisiko weiter.

Pseudoallergie

Die Symptome – Rötungen, Juckreiz oder Schwellungen – sehen aus wie die einer echten Allergie, doch eine Pseudoallergie ist keine. Das Immunsystem ist hier nicht beteiligt, stattdessen wird Histamin direkt im Körper freigesetzt. Der Auslöser liegt häufig nicht im Lebensmittel selbst, sondern in Zusatzstoffen wie Konservierungs- oder Farbstoffen, die in verarbeiteten Produkten enthalten sind und die noch unreife Kinderhaut irritieren.

Nahrungsmittelintoleranz

Hierbei handelt es sich nicht um eine Immunreaktion, sondern um ein Verdauungsproblem. Bei den häufigsten Nahrungsmittelintoleranzen fehlt dem Körper ein Enzym, das bestimmte Bestandteile der Nahrung abbauen soll. Ein bekanntes Beispiel ist die Laktoseintoleranz, bei der Milchzucker (Laktose) nicht richtig verdaut werden kann. Auch die Fruktoseintoleranz, bei der der Körper

Fruchtzucker (Fruktose) nicht vollständig verwertet, gehört dazu. Die unverdauten Stoffe verbleiben im Darm, wo sie Beschwerden wie Blähungen, Bauchschmerzen oder Durchfall auslösen. Diese Symptome treten zeitverzögert auf und hängen von der verzehrten Menge ab.

Tomatensoße und Zitrusfrüchte – ein häufiger Fall für gereizte Kinderhaut

In der Kita meiner Tochter werden mir regelmäßig gerötete Kindermünder mit der Sorge um eine Allergie präsentiert, da die Veränderung während des Essens auftrat.

Tatsächlich können manche Tomatensorten (vor allem gespritzte) und Zitrusfrüchte durch ihren hohen Säuregehalt eine eigentlich harmlose Rötung um den Mund verursachen, die aber oft erst nach ein paar Stunden verschwindet. Am besten reinigst du daher nach dem Essen den Mundbereich gründlich mit Wasser, um Säurereste zu beseitigen und eine weitere Reizung zu vermeiden.

Tritt die Rötung jedoch regelmäßig auf oder kommen Juckreiz, Brennen oder andere Beschwerden hinzu, solltest du dein Kind ärztlich untersuchen lassen, um eine Allergie auszuschließen.

Welche Behandlung ist angemessen?

Eine Behandlung hängt davon ab, welche Ursache den Beschwerden zugrunde liegt. Eine genaue Diagnose ist wichtig, damit du gezielt handeln kannst, ohne unnötig viele Lebensmittel aus dem Speiseplan zu streichen.

- **Bei Allergien ist es entscheidend, das Allergen strikt zu meiden, da selbst kleinste Mengen gefährlich sein können.**
- **Intoleranzen erfordern eine Anpassung der Ernährung. Meist geht es darum, die problematische Menge zu reduzieren, statt das Lebensmittel vollständig zu vermeiden. Kleine Enzymtabletten oder Säfte können zusätzlich helfen, die Verträglichkeit zu verbessern.**
- **Bei Pseudoallergien liegt der Fokus darauf, Zusatzstoffe wie Konservierungs- oder Farbstoffe zu vermeiden.**

Sonderfall Glutenunverträglichkeit

Glutenunverträglichkeit (Zöliakie) wird häufig als Intoleranz bezeichnet, ist aber genau genommen eine Autoimmunerkrankung. Gluten, ein Eiweiß in Getreidesorten wie Weizen, Roggen und Gerste, wird vom Immunsystem fälschlicherweise als schädlich eingestuft. Dies löst eine Entzündungsreaktion aus, die nicht nur gegen das Gluten, sondern auch gegen das Gewebe im Dünndarm gerichtet ist. In der Folge wird die Schleimhaut des Darms geschädigt, was die Verdauung beeinträchtigt und dazu führt, dass wichtige Nährstoffe nicht mehr ausreichend aufgenommen werden können.

Die ersten Symptome treten häufig nach drei bis sechs Monaten auf, nachdem das Kind begonnen hat, glutenhaltige Lebensmittel wie Getreidebrei, Brot oder Zwieback zu essen.

Um die Unverträglichkeit zweifelsfrei festzustellen, werden bei Kindern in der Regel spezifische Bluttest durchgeführt.

Die einzige wirksame Behandlung nach heutigem Kenntnisstand ist eine lebenslange glutenfreie Ernährung, die es deinem Kind ermöglicht, gesund und beschwerdefrei zu leben.

7.5 Arzneimittelreaktionen

Ein Arzneimittelreaktion ist eine Hautreaktion, die nach der Einnahme eines Medikaments auftreten kann. Anders als bei anderen Allergien, bei denen Histamin zügig freigesetzt wird und sofort Symptome auslöst, brauchen die Immunzellen, die das

Medikament als Fremdstoff erkennen, etwas mehr Zeit, sodass die Reaktion meist verzögert auftritt. In der Regel tritt die erstmalige Reaktion erst nach mehreren Tagen oder sogar Wochen auf. Diese Verzögerung erschwert die Zuordnung zum auslösenden Medikament, besonders wenn das auslösende Medikament schon gar nicht mehr eingenommen wird oder gleichzeitig mehrere Medikamente zum Einsatz kommen.

Anders als klassische allergische Reaktionen mit Histaminfreisetzung können bei diesem Typ bereits beim Erstkontakt die Symptome der Unverträglichkeit auftreten. Wird das Medikament zu einem späteren Zeitpunkt im Leben nochmals verabreicht, sind die Immunzellen bereits vorbereitet und können dann deutlich schneller reagieren. In solchen Fällen können die Symptome schon nach 24 Stunden auftreten. Die Hautreaktion beginnt mit roten Flecken am Kopf oder Hals, die sich später auf den ganzen Körper ausbreiten können. Der Ausschlag juckt manchmal, aber nicht immer. Begleitend kann dein Kind leichtes Fieber oder ein allgemeines Schlappheitsgefühl haben. Häufige Auslöser bei Kindern sind Antibiotika wie Penicillin oder Amoxicillin sowie Schmerz- und Fiebermittel wie Ibuprofen oder Paracetamol. Es ist also nicht immer der Infekt, der für die roten Flecken an der Haut verantwortlich ist.

Handeln bei Verdacht auf Medikamentenallergie

Wenn du den Verdacht auf eine Medikamentenallergie hast, solltest du einen Arzt aufsuchen. Er kann dir eine geeignete Hautpflege empfehlen und, falls notwendig, entzündungshemmende Therapien verschreiben. Ein Allergietest wird in der Regel frühestens vier Wochen nach Abklingen des Ausschlags durchgeführt, um zuverlässige Ergebnisse zu gewährleisten. Der sogenannte Epikutantest hilft dabei, das verdächtige Medikament zu identifizieren. ▶

▶ Dabei wird das Medikament auf die Haut aufgetragen und nach zwei und drei Tagen auf eine Reaktion geprüft. Wird eine Arzneimittelallergie festgestellt, sollte dein Kind einen Allergiepass erhalten, damit das Medikament künftig gemieden werden kann.

Auch wenn Kinder meist mit einem Hautausschlag bei Medikamentenunverträglichkeit reagieren, gibt es vereinzelt Fälle, in denen der Körper mit einer klassischen Allergie reagiert und Histamin freisetzt. Die Symptome reichen dann von einer Urtikaria (wie Quaddeln oder Schwellungen) bis hin zu einem anaphylaktischen Schock. Beobachte daher die Hautveränderungen nach der Einnahme von Medikamenten ganz genau, um nichts zu verpassen.

7.6 Anaphylaktischer Schock – jede Sekunde zählt

Eine Anaphylaxie ist eine schwere allergische Reaktion, bei der der Körper auf einen vermeintlichen Feind, etwa Lebensmittel wie Nüsse oder ein Insektengift, extrem überreagiert. Dadurch wird in allen Organsystemen Histamin freigesetzt. Nach und nach erweitern sich immer mehr Gefäße und es entsteht eine Entzündung. Häufig zeigen sich die ersten Anzeichen auf der Haut, z. B. in Form von roten Quaddeln (Nesselsucht) oder Schwellungen, besonders im Gesicht oder am Hals. Doch das ist nur der Anfang.

Innerhalb von Minuten können die Atemwege und auch der Magen-Darm-Trakt betroffen sein. Durch die zunehmende Erweiterung der Gefäße des gesamten Körpers sinkt der Blutdruck, es kommt zu Schwindel bis hin zur Ohnmacht oder gar einem kompletten Kreislaufversagen. Und das Tückische ist, dass die Symptome nicht immer in der gleichen Reihenfolge auftreten.

Es kann auch sein, dass plötzlich die Atmung oder der Kreislauf betroffen sind, ohne dass es vorher zu sichtbaren Hautsymptome gekommen ist. Weil eine Anaphylaxie so plötzlich und unvorhersehbar verlaufen kann, ist es wichtig, vorbereitet zu sein.

Dein Kinderarzt berät dich, worauf du im Alltag achten solltest und wie du im Notfall reagieren kannst. Wenn dein Kind auf bestimmte Auslöser besonders stark reagiert hat, wird in der Regel ein Notfallset verschrieben. Das ist vor allem bei bekannten schweren Nahrungsmittelallergien, Insektengiftallergien oder nach einer früheren anaphylaktischen Reaktion der Fall. Ein solches Set enthält meist einen Adrenalininjektor, einen Antihistaminikumsaft und bei Bedarf ein Kortisonpräparat. Das Notfallset sollte immer griffbereit sein, auch in der Kita, bei den Großeltern oder später in der Schule.

Genauso wichtig ist es, alle Personen, die regelmäßig mit deinem Kind zu tun haben, über die Allergie zu informieren. Sie sollten wissen, wo das Notfallset liegt, wie es angewendet wird und worauf bei ersten Anzeichen zu achten ist. Das klingt überwältigend. Aber es gibt einen klaren Plan, an den du dich halten kannst. Er gilt auch für alle Personen im Umfeld deines Kindes.

! Vorgehen bei einem anaphylaktischem Schock

1. **Rufe den Notruf (112)** – das ist der allererste Schritt. Sage, dass es sich um eine schwere allergische Reaktion handelt.
2. **Bleibe ruhig** – ich weiß, das ist leichter gesagt als getan. Aber dein Kind spürt, wenn du Panik hast. Sprich beruhigend mit ihm.
3. **Hilf deinem Kind beim Atmen** – setze es aufrecht hin, wenn es Atemprobleme hat. Bei Schwindel oder Bewusstlosigkeit lege es auf den Rücken und hebe die Beine leicht an.
4. **Adrenalin-Autoinjektor** – wenn eine Allergie bekannt ist und dein Arzt euch einen Adrenalin-Augtoinjektor verschrieben hat, nutze ihn sofort. Adrenalin ist in dieser Situation lebensrettend, weil es die allergische Reaktion stoppt. Spritze es direkt in die Außenseite des Oberschenkels, falls nötig, auch durch die Kleidung hindurch.
5. **Ergänzende Medikamente** – flüssiges Antihistaminikum oder Kortison, falls aufgrund einer bekannten Allergie vorhanden, können helfen, die Symptome abzumildern, aber sie ersetzen das Adrenalin nicht.

Viele Eltern haben Angst, einen Adrenalin-Autoinjektor zu verwenden. Die gute Nachricht ist, dass es kaum etwas gibt, was du falsch machen kannst. Adrenalin schadet deinem Kind nicht, selbst wenn die allergische Reaktion am Ende weniger schwer war als gedacht. Und es ist völlig okay, sich in einer solchen Situation überfordert zu fühlen. Atme tief durch, erinnere dich an den Notfallplan, handle danach und im Nu trifft der Rettungsdienst ein und Profis übernehmen die Situation. Aber dein schnelles Handeln in den ersten Minuten war entscheidend und hat deinem Kind das Leben gerettet.

8 Typische Krankheitsbilder: Was du wissen solltest

Heute kann ich über meine Naivität nur schmunzeln. Meine Tochter kam in die Kita, und ich war überzeugt, dass acht Wochen Eingewöhnung ausreichen würden, damit ich wieder in der Klinik arbeiten kann. Doch aus den geplanten acht Wochen wurden beinahe drei Monate, begleitet von einem ausgiebigen Krankheitsmarathon. Kaum war die Grippe überstanden, brach die Hand-Fuß-Mund-Krankheit aus. Eine Bindehautentzündung kam zwischendurch, gefolgt von einem Verdacht auf Läuse in der Nachbarsgruppe und einem erneuten Hand-Fuß-Mund-Ausbruch. Heute weiß ich natürlich, dass die regelmäßigen Erkrankungen nichts Ungewöhnliches sind. Gerade in den ersten Kitajahren zählen häufige Infekte und Hautprobleme fast schon zum Alltag.

Im nächsten Kapitel widmen wir uns genau diesen Themen: den häufigsten Hauterkrankungen im Kindesalter. Krankheiten, die nicht nur Stirnrunzeln verursachen, sondern dir manchmal auch schlaflose Nächte bereiten können. Du erfährst, wie du sie erkennst und wie du deinem Kind Linderung verschaffen kannst.

Ich erkläre dir kurz und prägnant, was hinter diesen kleinen und größeren Herausforderungen steckt und wann es Zeit ist, professionelle Hilfe in Anspruch zu nehmen. Dieses Buch ersetzt natürlich keinen Arztbesuch, aber es soll dir Orientierung bieten, dein Wissen erweitern und dir das gute Gefühl geben, Hautprobleme deines Kindes mit Ruhe und Gelassenheit anzugehen.

Und ja, ich habe mich auf die häufigsten Fälle beschränkt. Warum? Weil ein Buch, das alle Hautkrankheiten abdeckt, einem Lexikon gleichen würde. Und wer hat schon die Zeit (oder Lust), sich durch tausend Seiten zu kämpfen? Stattdessen hoffe ich, dass diese Auswahl dir einen hilfreichen Einstieg bietet, um den Hautalltag mit deinem Kind souverän und mit einem Lächeln zu meistern.

Haus- und Reiseapotheke

8.1 Windeldermatitis

Ursachen, Symptome und schnelle Hilfe

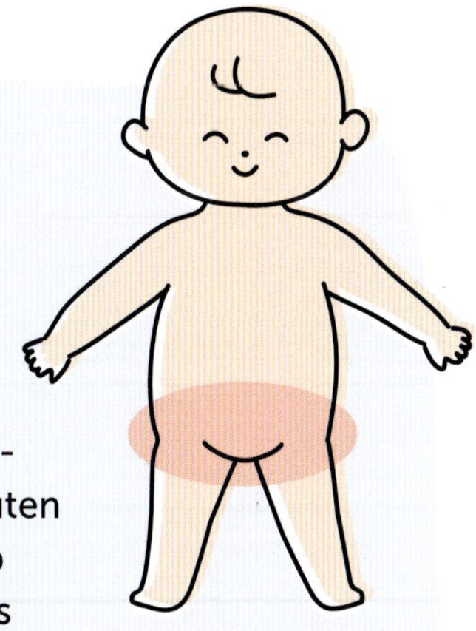

Gehört zu Ekzemen

Windeldermatitis ist die häufigste Hauterkrankung bei Babys und Kleinkindern bis zum zweiten Lebensjahr. Sie zählt zu den sogenannten akuten Erkrankungen, d. h., sie tritt plötzlich auf und entwickelt sich innerhalb weniger Stunden oder Tage. Etwa ein Drittel aller Kinder ist mindestens einmal davon betroffen. Die Ursache liegt im Kontakt der empfindlichen Babyhaut mit Urin und Stuhl, insbesondere, wenn die Windel nicht regelmäßig gewechselt wird oder dein Kind Durchfall hat.

Ein typisches Beispiel: Am Abend ist die Haut noch gesund, doch nach einer feuchten Windelnacht zeigt sich am Morgen eine gerötete, wunde Stelle. Bleibt die Entzündung unbehandelt, können sich Bakterien oder Hefepilze ansiedeln und die Beschwerden verschlimmern.

Wie erkennst du eine Windeldermatitis?

Die Symptome, eine unscharf begrenzte, flächige Rötung im Windelbereich, manchmal mit Bläschen, offenen Stellen oder Pusteln, sind leicht zu erkennen. Schuppen oder Pusteln an den Rändern der entzündeten Haut deuten zusätzlich auf eine Pilzinfektion hin. Ein typisches Merkmal der Windeldermatitis ist, dass die Hautfalten meist verschont bleiben, da hier kein direkter Kontakt mit Urin und Stuhl besteht – es sei denn, Hitze im Sommer führt zu vermehrter Feuchtigkeit.

Was kannst du selbst tun?

Wenn der Po deines Babys entzündet ist, ist die wichtigste Maßnahme, die Haut zu trocknen und die Entzündung zu lindern. Und was hilft da besser als eine gute alte Zinkpaste? Sie ist ein kleines Wundermittel, denn Zink wirkt entzündungshemmend und unterstützt die Heilung der Haut. Die Paste nimmt Feuchtigkeit auf, bildet einen Schutzfilm und schützt die Haut vor weiterem Kontakt mit Urin und Kot. Damit hat die gereizte Haut Zeit und Ruhe, um sich zu regenerieren. Bitte achte darauf, Zinkpaste und nicht Zinksalbe zu verwenden. Trage sie bei jedem Windelwechsel großzügig auf die betroffenen Stellen auf.

Wenn die Haut stark nässt, erkennbar an einem glänzenden Aussehen oder vielen kleinen Wunden, kannst du sie zusätzlich mit Schwarztee behandeln. Ja, du hast richtig gelesen, mit handelsüblichem Schwarztee. Koche ihn für etwa 10 Minuten und lass ihn dann gut abkühlen. Anschließend kannst du den Po deines Babys einmal am Tag für einige Minuten darin baden. Für die ganz Kleinen, die noch nicht so mobil sind, reicht es in der Regel, einen Wattepad in den Tee zu tauchen und diesen zwei bis drei Minuten auf die betroffene Stelle zu legen. Oder du tupfst den Tee sanft direkt auf die Haut. Mache das gerne zweimal am Tag.

Bei schwereren Fällen hilft ein medizinisches Fertigpräparat wie Tannosynt® Lotio. Es kombiniert Zink mit einem synthetischen Gerbstoff, der die Haut beruhigt und nässende Stellen abtrocknen lässt.

Neben der direkten Behandlung sind regelmäßige Windelwechsel essenziell, am besten alle zwei bis drei Stunden. Reinige die Haut schonend mit Wasser und gegebenenfalls etwas Öl. Du kannst den Trocknungsprozess auch mit einem Föhn unterstützen. Aber Vorsicht, nicht zu heiß! Teste die Wärme vorher an deiner eigenen Haut, damit es keine bösen Überraschungen gibt. Ein besonders effektiver und einfacher Tipp ist, das Kind so oft wie möglich ohne Windel strampeln zulassen. Klar, ich weiß, das klingt nicht besonders verlockend, wer möchte schon Urin vom Boden wischen oder den Teppich reinigen. Aber wenn du die Möglichkeit hast, deinem Baby ein bisschen Windelfreiheit zu gönnen, wird die Haut es dir danken.

Wann du ärztlichen Rat einholen solltest!

Falls sich die Symptome nach drei Tagen nicht bessern oder du bemerkst, dass sich die Rötung auf andere Hautbereiche außerhalb des Windelbereichs ausbreitet, kann eine Kortisoncreme notwendig sein, um die Entzündung zu lindern. Wenn du sie nach Packungsbeilage und Empfehlung des Arztes anwendest, ist diese Creme auch bei Babys unbedenklich. Zusätzlich kann es zu einer Pilzinfektion kommen (s. a. unter Windelsoor, S. 88 f.). In diesem Fall sollte zusätzlich eine Creme mit einem Antipilzmittel, wie Nystatin, angewendet werden.

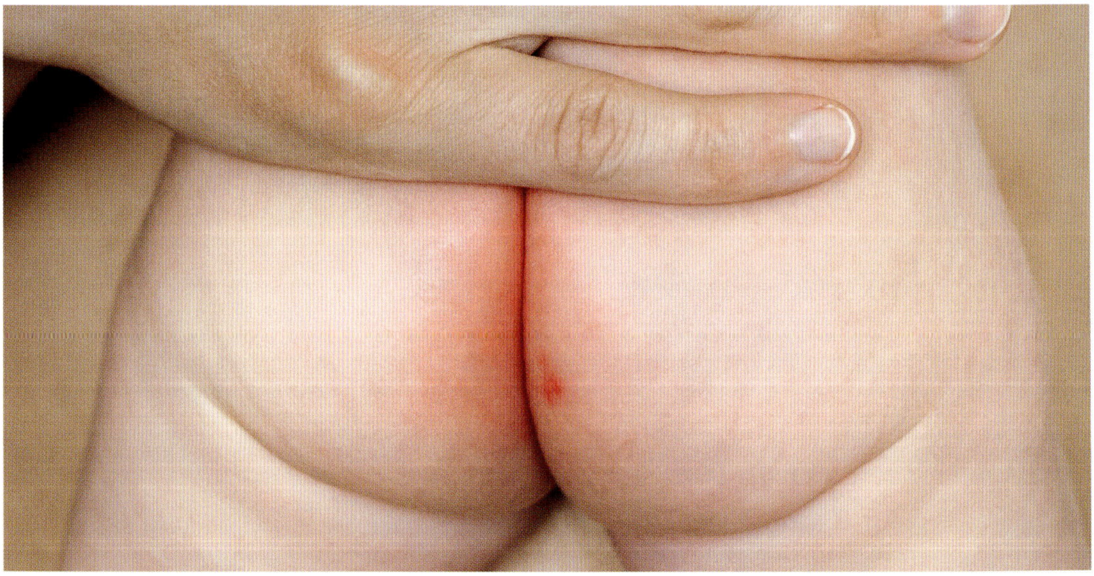

Leichte Windeldermatitis mit sanfter Rötung in der Pofalte und einer kleinen nässenden Stelle.

Die A-B-C-D-Behandlungsregel

A → Air	So viel Luft wie möglich an die Haut lassen
B → Barriere	Verwende Zinkpaste, um die Hautbarriere zu stärken
C → Cleansing	Sanfte Reinigung mit Wasser und Öl, alle drei Stunden Windel wechseln
D → Diapers	Moderne Windeln mit Gelkissen sorgen für eine gute Flüssigkeitsaufnahme

8.2 Neurodermitis

Leitfaden für gesunde Haut

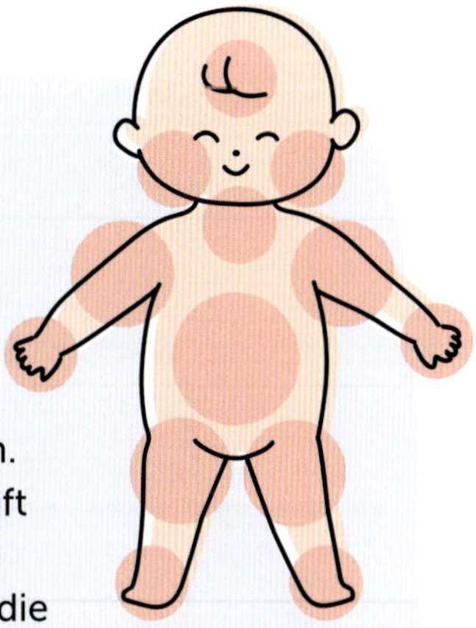

Gehört zu Ekzemen

Neurodermitis ist die häufigste chronische Hauterkrankung bei Kindern. Sie betrifft, je nach Alter, bis zu 12 % aller Kinder. Die Erkrankung verläuft in Schüben, d. h., symptomreiche und symptomarme Phasen wechseln sich ab. Ursache ist eine genetisch bedingte Störung der Hautbarriere, die dafür sorgt, dass die Haut schneller Feuchtigkeit verliert und anfälliger für Reizstoffe und Allergene wird. Die Folge sind trockene, gerötete und stark juckende Hautstellen.

In vielen Lehrbüchern liest man, dass die ersten sichtbaren Anzeichen der Neurodermitis frühestens nach dem dritten Lebensmonat auftreten. Das wird sogar als wichtiges Diagnosekriterium verwendet, um Neurodermitis von anderen Hautkrankheiten abzugrenzen. Doch in der Praxis sieht das manchmal anders aus. Ob diese Babys die Lehrbücher einfach nicht gelesen haben?

Offenbar nicht, denn in meinem klinischen Alltag sehe ich Säuglinge, die schon ab der sechsten Lebenswoche die ersten Symptome der Neurodermitis zeigen. Häufig aber tritt die Krankheit später und zwar in den ersten zwei Lebensjahren auf. Die gute Nachricht ist: Je früher und milder die Krankheit auftritt, desto größer ist die Chance, dass die Symptome bis zur Einschulung vollständig verschwinden.

Was sind erste Anzeichen einer Neurodermitis?

Die Anzeichen von Neurodermitis sind gut erkennbar, auch wenn sie je nach Alter und Schweregrad unterschiedlich ausfallen können. Ein zentrales Symptom ist der quälende Juckreiz, der sowohl für die Kinder als auch für ihre Eltern belastend ist. Besonders nachts kratzen sich Kinder häufig, was die Haut weiter schädigt und den Schlaf stört.

Die betroffenen Hautstellen und das Erscheinungsbild variieren je nach Lebensalter. Im ersten und zweiten Lebensjahr treten die Hautveränderungen vor allem im Gesicht, am Körperstamm und auf der Streckseite der Arme und Beine auf. In diesem Altern sind die Ekzeme eher stark gerötet, nässend und manchmal verkrustet, gelegentlich, vor allem bei längerem Bestehen, aber auch trocken und schuppig. Ab dem dritten Lebensjahr zeigen sich die Ekzeme häufiger im Nacken, Brustbereich und in den Gelenkbeugen wie Kniekehlen oder Ellenbeugen. Die Haut ist in diesen Bereichen weniger nässend, dafür aber trockener und schuppiger. Länger andauernde Schübe können zu einer Verdickung der Haut führen, einem Zustand, der als Lichenifikation bezeichnet wird. Diese verdickten Hautstellen sind meist Folge des ständigen Kratzens.

Interessanterweise ist Neurodermitis fast nie im Windelbereich zu finden. Falls dort doch ein Ekzem auftritt, ist es meist sehr dezent und diskret.

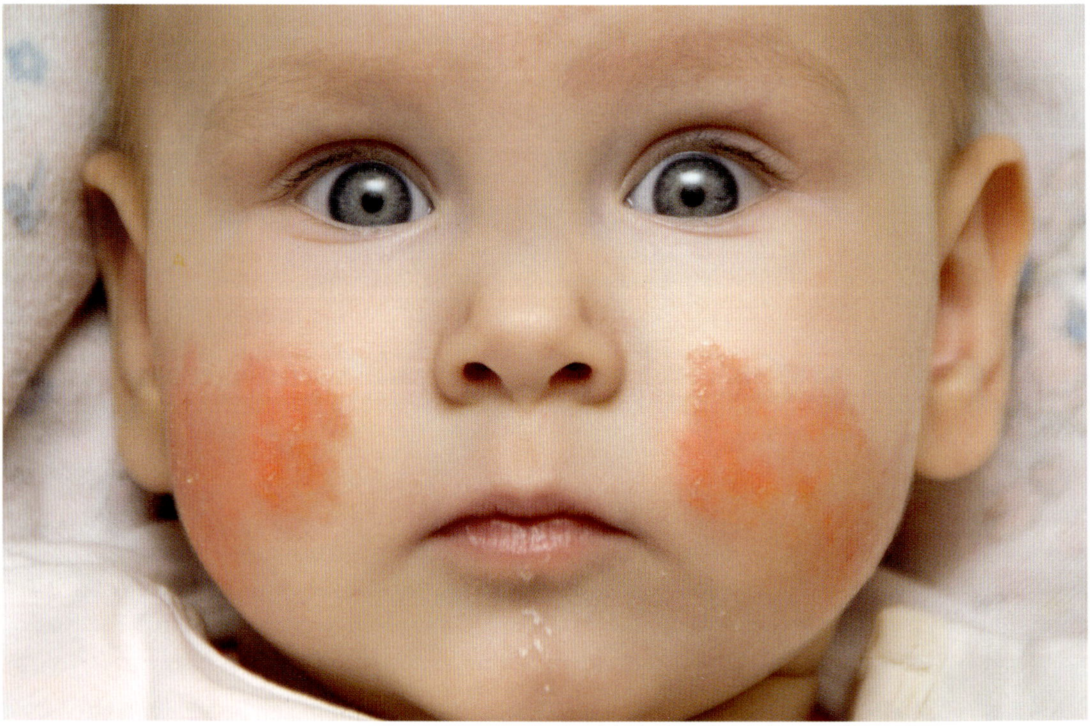

Stark gerötete und nässende Haut im Gesicht bei Säuglingsneurodermitis.

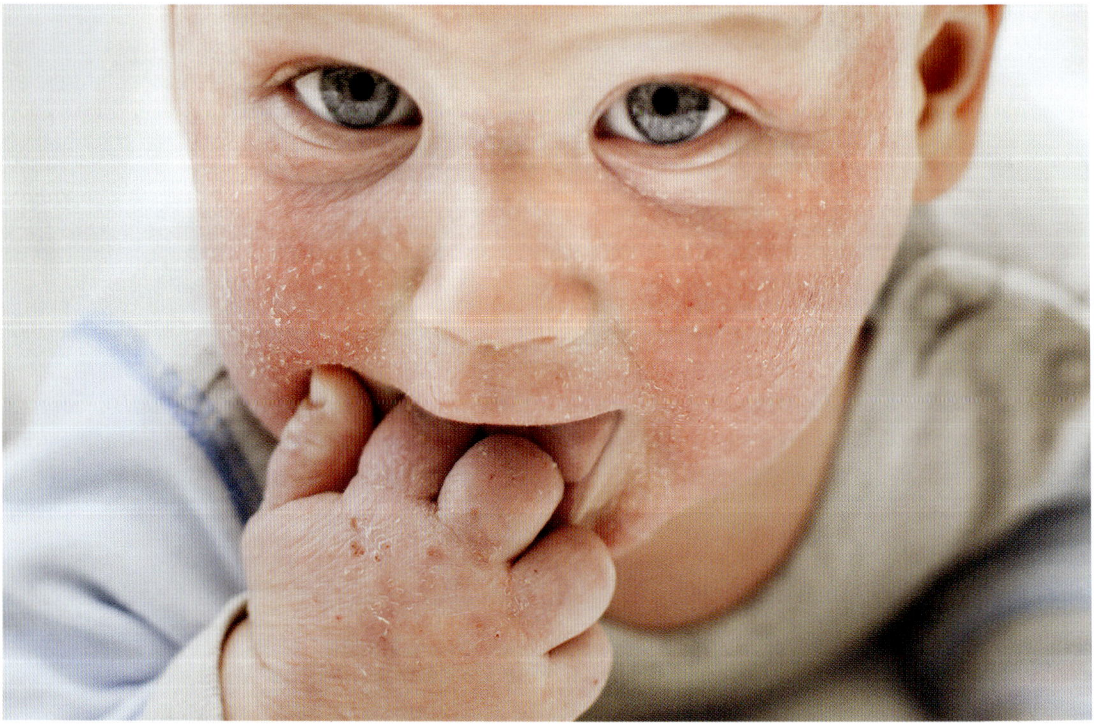

Länger bestehende Neurodermitis mit trockener, schuppiger Haut und großflächiger Rötung.

Was kannst du selbst tun?

Neurodermitis lässt sich zwar nicht heilen, aber mit der richtigen Pflege und gezielten Maßnahmen kannst du die Symptome deines Kindes deutlich lindern. Regelmäßige Hautpflege ist dabei das A und O. Sie stärkt die geschwächte Hautbarriere und gleicht den Feuchtigkeitsverlust aus. Trage das Pflegeprodukt mindestens zweimal täglich auf, in symptomfreien Phasen kann auch einmal täglich genügen. Wichtig ist, dass du die Pflege an den Zustand der Haut anpasst. Nässende Haut sollte mit einer leichten Lotion behandelt werden, um einen Feuchtigkeitsstau unter einem fettigen Film zu vermeiden, während trockene Ekzeme eine reichhaltige, rückfettende Creme brauchen, um die Hautbarriere zu regenerieren.

Auch beim Baden kannst du viel Gutes für die empfindliche Haut tun. Halte die Badezeiten kurz und achte darauf, dass das Wasser nicht heißer als 37 °C ist. Milde Reinigungsprodukte ohne Seifen oder Schaumbäder schonen die Haut und helfen, sie sanft zu reinigen, ohne sie auszutrocknen.

Der Juckreiz ist das belastendste Symptom bei Neurodermitis. Um ihn zu lindern, kannst du die Hautpflegeprodukte im Kühlschrank aufbewahren, damit sie beim Auftragen eine angenehme Kühlung bieten. Inhaltsstoffe wie Glycerol oder Dexpanthenol unterstützen die Heilung und beruhigen die Haut zusätzlich. Bei Kindern unter drei Jahren solltest du Cremes mit Harnstoff vermeiden, da diese unangenehm brennen können.

Wenn der Juckreiz sehr stark ist, eignen sich spezielle Anti-Juckreizcremes mit Polidocanol, die du in der Apotheke bekommst oder individuell anfertigen lassen kannst. Für besonders schwere Fälle kann die Kombination mit einem Antihistaminikum sinnvoll sein. Cetirizin am Abend hilft, den Schlaf zu verbessern, während Desloratadin am Morgen für einen beschwerdefreien Tag sorgt.

Ein weiterer wichtiger Punkt ist das Erkennen und Vermeiden von Auslösern, die Schübe verschlimmern können. Häufig sind es irritierende Waschmittel oder Pflegeprodukte, Allergene wie Hausstaubmilben oder Pollen und extreme Wetterbedingungen wie Hitze oder Kälte. Wenn du diese Faktoren kennst und meiden kannst, trägst du aktiv dazu bei, die Haut deines Kindes zu schützen und die Symptome zu lindern.

Wann du ärztlichen Rat einholen solltest!

Manchmal reicht die beste Pflege nicht aus, und ärztliche Unterstützung wird notwendig. Du solltest den Arzt aufsuchen, wenn der Juckreiz so stark ist, dass dein Kind sich blutig kratzt oder der Schlaf massiv gestört wird. Auch wenn entzündete Hautstellen gelbliche Krusten entwickeln, könnte dies ein Zeichen für eine bakterielle Infektion sein, die behandelt werden muss. Bei einem starken Schub, der große Hautareale betrifft oder mehr als 10 % der Körperoberfläche verändert, ist ebenfalls ärztlicher Rat gefragt.

In schweren Fällen können kortisonhaltige Cremes oder sogar innerliche Therapien notwendig sein, um die Symptome unter Kontrolle zu bringen. Ein spezialisierter Arzt kann die passende Behandlung empfehlen und deinem Kind helfen. Fachlich versierte Experten findest du z. B. in speziellen Online-Verzeichnissen oder in Kliniken mit dermatologischem Schwerpunkt.

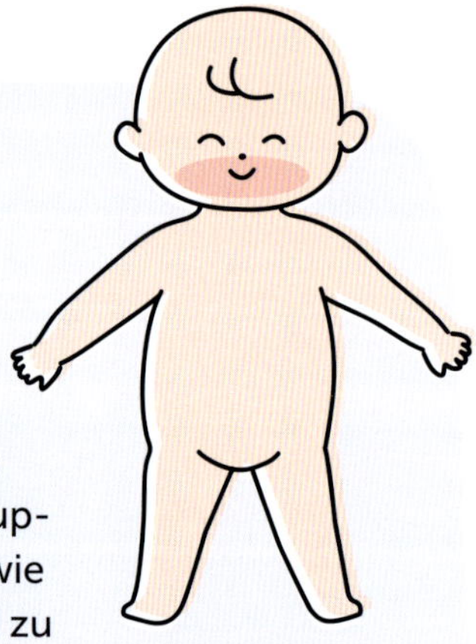

Gehört zu Ekzemen

8.3 Lippenleckekzem

Wenn Lecken alles schlimmer macht

Manchmal fällt es nicht sofort auf, aber die Haut um den Mund deines Kindes beginnt sich zu verändern, sie wird trocken, rissig, rot und schuppig. Eine Ursache kann (zu) häufiges Lippenlecken sein. Was anfangs wie eine harmlose Angewohnheit aussieht, kann die Haut stark reizen und zu einem Lippenleckekzem führen, das ohne Pflege nur schwer abheilt.

Das Lecken fühlt sich zunächst für dein Kind angenehm an, doch es verschlimmert die Situation. Wenn der Speichel verdunstet, entzieht er der empfindlichen Lippenhaut Feuchtigkeit. Da die Lippenhaut keine schützenden Talgdrüsen besitzt, trocknet sie immer weiter aus. Das verstärkt den Drang zu lecken – ein Teufelskreis, der schwer zu durchbrechen ist.

Auch ein Schnuller kann die Haut strapazieren. Wird er häufig oder lange genutzt, sammelt sich darunter Feuchtigkeit, die die Haut austrocknet und zu den gleichen entzündlichen Veränderungen führen kann.

Was kannst du selbst tun?

Um die Haut zu beruhigen und ihre Heilung zu unterstützen, kannst du morgens und abends einen fünfminütigen Schwarztee-Umschlag anwenden. Die enthaltenen Gerbstoffe wirken entzündungshemmend, leicht austrocknend und beruhigend. Anschließend hilft eine konsequente Pflege, um die Regeneration zu unterstützten. Reine, hochgereinigte Vaseline (Vaseline, weiß Ph.Eur.) kann in diesem Fall vorübergehend sinnvoll sein, da die versiegelnde, sonst unerwünschte Wirkung in diesem Fall gewollt ist, um den Feuchtigkeitsverlust zu verhindern. Wenn dich eine weißliche Verfärbung der Haut nicht stört, kannst du alternativ mehrfach täglich Zinksalbe auftragen. Sie vereint die entzündungshemmende und schützende Wirkung von Schwarztee und Vaseline. Wenn dein Kind einen Schnuller benutzt, sollte dieser klein sein und nur kurz verwendet werden, da sich Feuchtigkeit darunter ansammeln kann und das Ekzem verschlimmert.

Wann du ärztlichen Rat einholen solltest!

Sollte das Ekzem trotz konsequenter Pflege nicht innerhalb von zwei Wochen besser werden, regelmäßig wiederkehren oder stark schmerzen, ist ein Besuch beim Arzt sinnvoll. Meine Erfahrung der letzten Jahre hat gezeigt, dass das Lippenleckekzem besser mit einer 1,0%igen Pimecrolimus-Creme anstatt mit einer kortisonhaltigen Creme behandelt wird. Diese solltest du zweimal täglich über vier Wochen auftragen und anschließend für weitere drei bis vier Wochen einmal täglich.

Ist das Lippenlecken zur hartnäckigen Gewohnheit geworden, braucht dein Kind Unterstützung, um sich das abzugewöhnen. Das kann herausfordernd sein und erfordert viel Geduld. In manchen Fällen kann auch eine Verhaltenstherapie helfen, wenn medikamentöse Maßnahmen allein nicht ausreichen.

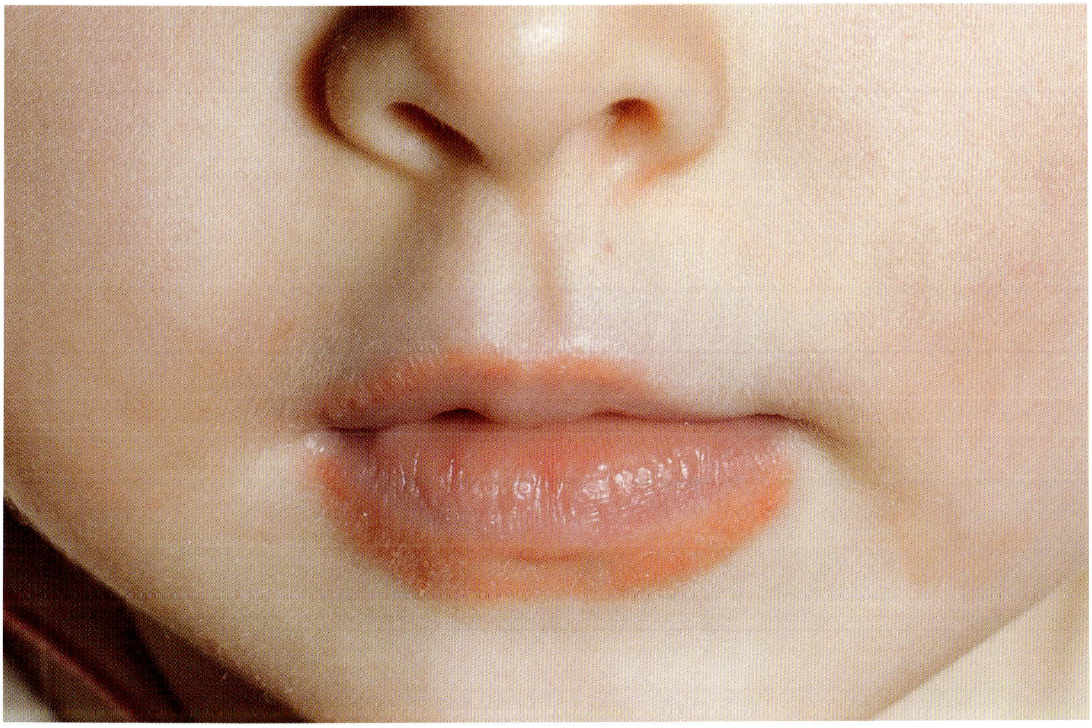

Typisches Schnullerekzem mit klar begrenzter Rötung und leichter Schuppung.

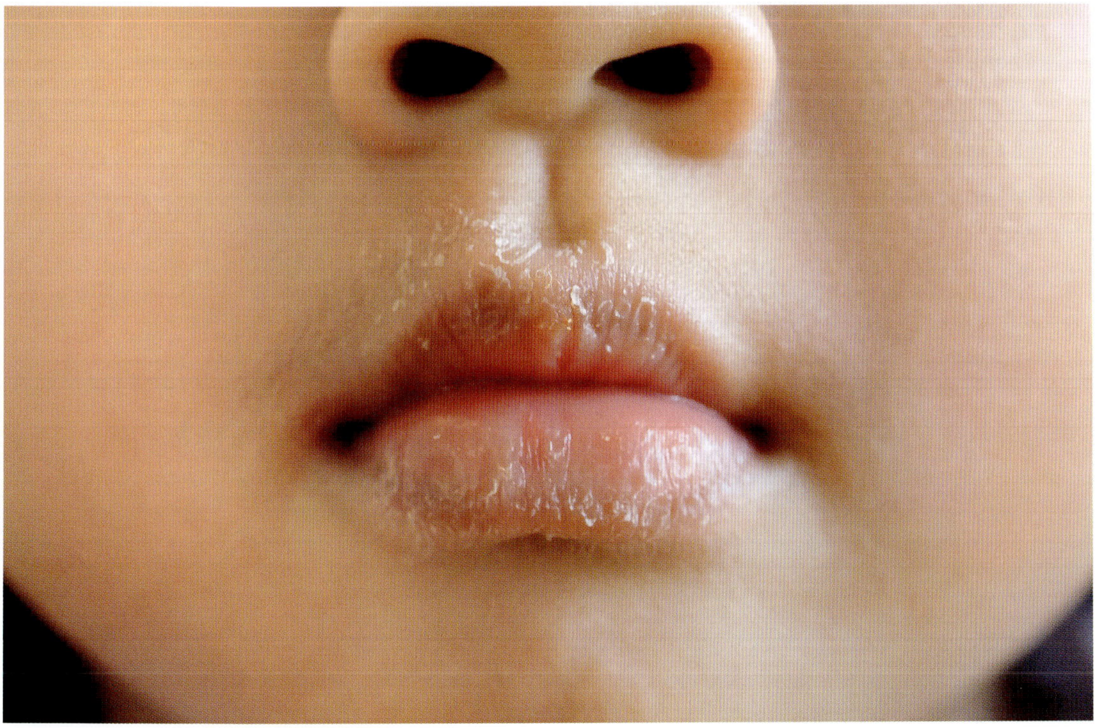

Sehr unauffälliges Lippenleckekzem mit trockener, leicht schuppender Haut und kaum Rötung.

8.4 Kleinkindakne

Pickelchen bei den Kleinsten

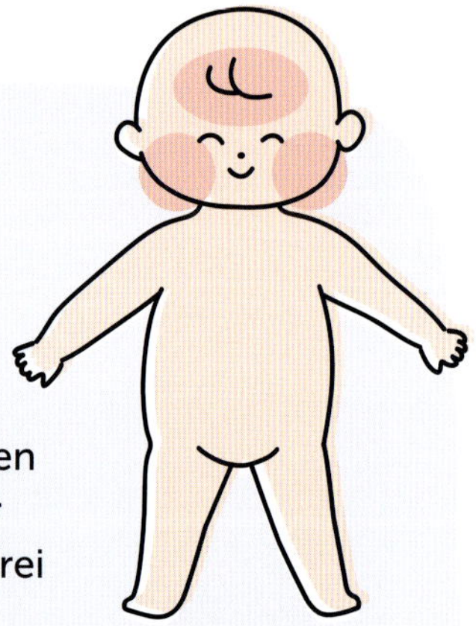

Gehört zu Talgdrüsenerkrankungen

Die Kleinkindakne, auch als infantile Akne bekannt, tritt meist zwischen dem 6. und 12. Lebensmonat auf. Die Hautveränderungen ähneln der sogenannten Babyakne, sind aber ausgeprägter und können ein bis drei Jahre bestehen bleiben.

Anders als die Babyakne, die durch mütterliche Hormone entsteht, wird Kleinkindakne durch eine vorübergehende Aktivierung der körpereigenen Hormone deines Kindes ausgelöst. Diese Hormone regen die Talgdrüsen an, was zu einer erhöhten Fettproduktion führt. Verstopfen dabei die Poren, entstehen Pickel oder Mitesser.

Wie erkennst du eine infantile Akne?

Es zeigen sich rote oder weiße Pickelchen, kleine Mitesser und entzündete, erhabene Knoten. Sie treten meist im Gesicht auf, insbesondere an den Wangen, der Stirn und manchmal am Kinn. Wichtig ist die Abgrenzung von Baby- und Kleinkindakne. Beide sehen optisch ähnlich aus. Der entscheidende Unterschied liegt im Ursprung der Hormone und im Zeitpunkt des Auftretens.

Wann du ärztlichen Rat einholen solltest!

Ich empfehle in diesem Fall immer, den Arzt aufzusuchen. Warum? Zum Glück selten, aber doch vorkommend liegt die Ursache nicht in einer vorübergehenden vermehrten Hormonbildung, sondern in einem Stoffwechseldefekt, einem Fehlbildungssyndrom oder einem Tumor. Das Kind sollte daher gründlich auf Anzeichen einer „vorzeitigen Pubertät" untersucht werden. Liegen diese vor, sollte eine weitere Abklärung, u. a. mit einer Blutentnahme und einem Ultraschall, erfolgen.

Ist eine Grunderkrankung als Ursache ausgeschlossen, kann bei einer sehr milden Form wie bei der Babyakne neben einer sanften Reinigung mit Wasser abends punktuell abgekühlter Schwarztee oder Zinkpaste aufgetragen werden. Bei ausgeprägtem Befund kommt es leider häufig zu einer narbigen Abheilung. Damit dies nicht passiert, empfehle ich, mit benzoylperoxidhaltigem Gel oder Retinoid-Gel zu behandeln. Sind aber sehr viele Knoten vorhanden, sollte eine innerliche Behandlung durch die Einnahme von Erythromycin erfolgen.

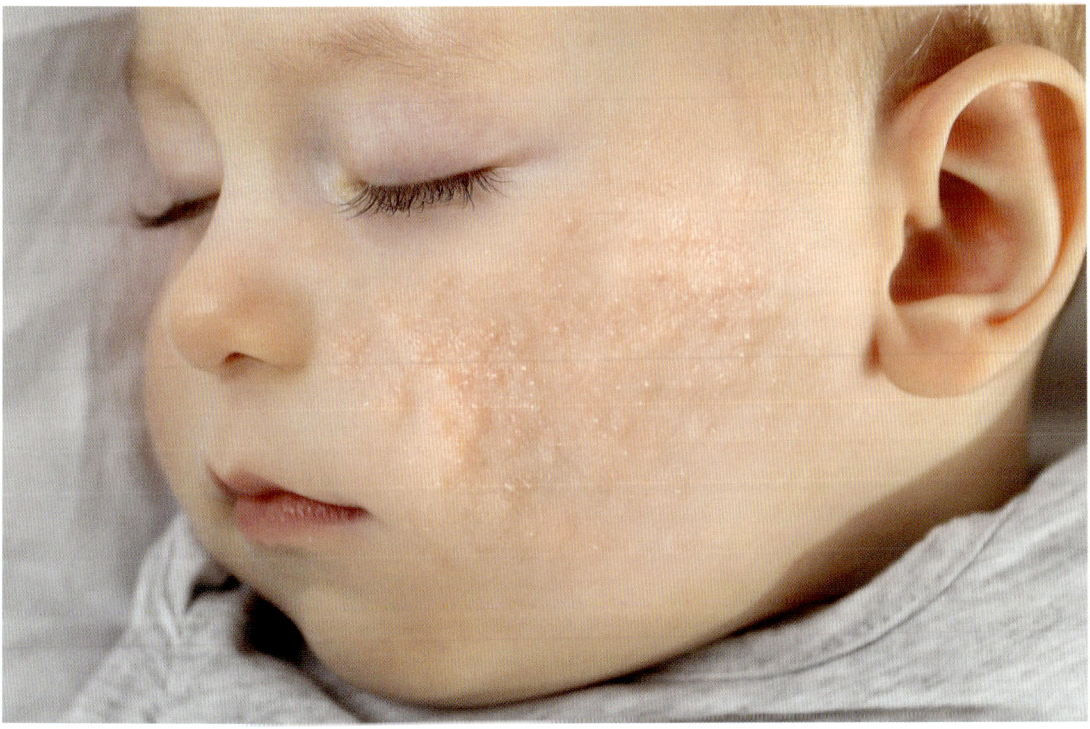

Typische Kleinkindakne mit kleinen weißen Pickelchen und roten Punkten.

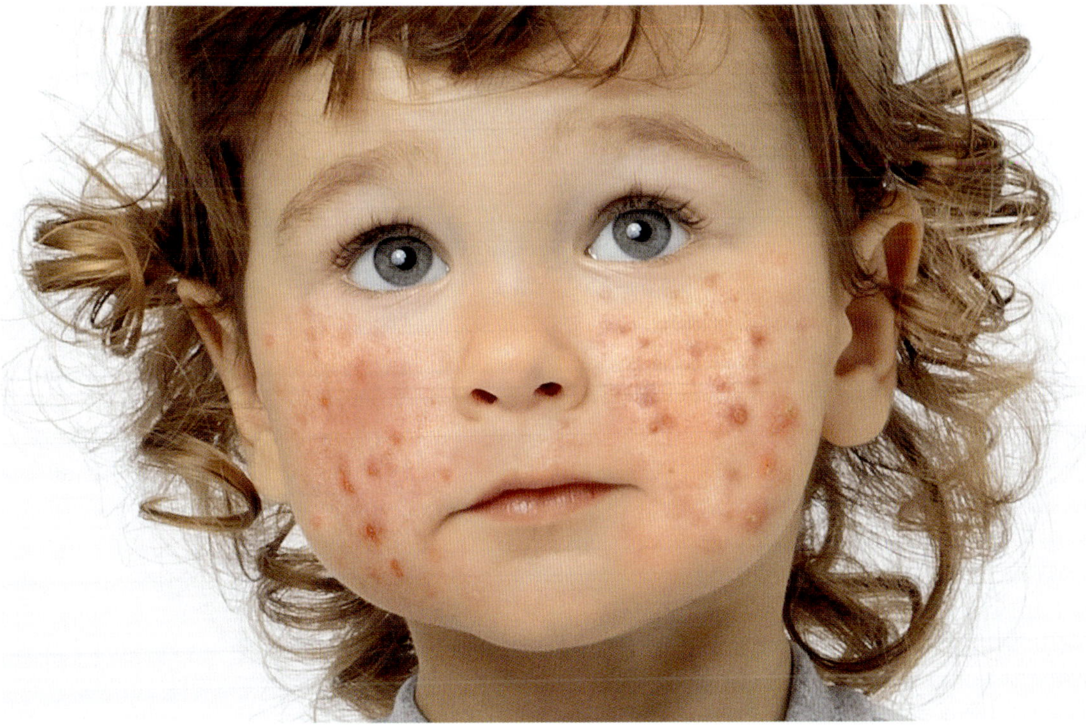

Ausgeprägte Kleinkindakne mit sichtbaren Knoten auf den Wangen.

8.5 Nesselsucht (Urtikaria)

Juckende Quaddeln

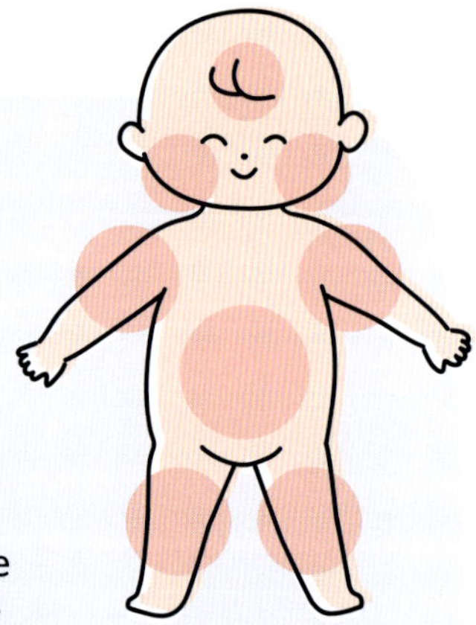

Gehört zu Intoleranzreaktionen

Manchmal beginnt alles harmlos. Dein Kind hat einen leichten Infekt, bekommt Fieber, und du gibst ihm ein fiebersenkendes Medikament wie Ibuprofen. Doch plötzlich erscheinen auf der Haut juckende, rote Quaddeln, als hätte es in Brennnesseln gefasst. Genau deshalb nennt man diese Hautreaktion Nesselsucht. Der Körper schüttet Histamin aus, einen Botenstoff, der Schwellungen, Rötungen und den unangenehmen Juckreiz verursacht.

Nesselsucht hat viele mögliche Auslöser. In der Regel handelt es sich um eine echte Allergie, etwa auf Nahrungsmittel, Insektengifte oder Medikamente. Aber auch Infekte in Verbindung mit fiebersenkenden Mitteln wie Ibuprofen können verantwortlich sein, da diese die Histaminfreisetzung fördern, ohne eine Immunreaktion auszulösen. Ebenso sollten unscheinbare Auslöser wie Konservierungs- oder Farbstoffe in Lebensmitteln nicht unterschätzt werden.

Die Nesselsucht tritt meist plötzlich auf und verschwindet nach wenigen Tagen oder Wochen von selbst. Das nennt man akute Urtikaria. Sobald der Auslöser, etwa ein Infekt, abgeklungen ist, beruhigt sich die Haut in der Regel von allein. Doch manchmal heilt die Haut nicht vollständig aus. Wenn der Infekt nicht richtig ausheilt oder die Haut wiederholt gereizt wird, kann die Nesselsucht chronisch werden. Dann können die Quaddeln und der Juckreiz über einen Zeitraum von mehr als sechs Wochen bestehen bleiben. Selten sind es autoimmune Krankheiten, z. B. der Schilddrüse oder wiederkehrende Auslöser wie Kälte, Wärme, Licht oder Druck, die das Problem immer wieder anstoßen. In chronischen Fällen ist eine genauere Untersuchung notwendig, um die Ursache zu finden und gezielt behandeln zu können.

Wie erkennst du Urtikaria?

Typisch sind die erwähnten Quaddeln, weißliche bis hautfarbene Schwellungen, die von einer rötlichen Umrandung begleitet werden. Sie können unterschiedlich groß sein, von kleinen Punkten bis hin zu mehreren Zentimetern. Auffällig ist, dass sie wandern können. Quaddeln verschwinden an einer Stelle und tauchen an einer anderen wieder auf. Begleitet werden sie fast immer von starkem Juckreiz, manchmal auch von einem leichten Brennen.

Was kannst du selbst tun?

Wenn dein Kind Nesselsucht hat, kannst du mit Antihistaminika den Juckreiz lindern. Sie unterstützen auch das Abklingen der Quaddeln. Gekühlte Feuchtigkeitscremes mit Panthenol oder Aloe vera beruhigen die Haut, auch wenn sie die Quaddeln selbst nicht beeinflussen. Vermeide jedoch juckreizstillende Salben oder Cremes, denn sie wirken bei Urtikaria nicht.

Wann du ärztlichen Rat einholen solltest!

Wenn die Symptome länger als sechs Wochen bestehen, der Juckreiz nicht nachlässt oder die Nesselsucht trotz Behandlung immer wieder auftritt, solltest du einen Arzt aufsuchen. Eine chronische Urtikaria erfordert eine gründliche Untersuchung, um mögliche Ursachen zu finden und nach Möglichkeit zu meiden. Dazu gehören Bluttests oder, bei Verdacht auf eine pseudoallergische Reaktion, eine sogenannte Auslassdiät, bei der potenziell auslösende Lebensmittel über einige Wochen weggelassen und schrittweise wieder eingeführt werden.

Manchmal reichen herkömmliche Antihistaminika in normaler Dosierung nicht aus. In solchen Fällen kann der Arzt die Dosis erhöhen, manchmal bis auf das Vierfache der üblichen Menge. Diese Dosissteigerung wird sorgfältig überwacht und kann helfen, den Juckreiz und die Quaddeln zu lindern. Wenn auch das nicht ausreicht, kommen andere, verschreibungspflichtige Medikamente zum Einsatz. Auch wenn du Schwellungen an Augen, Lippen, Händen, Füßen oder im Genitalbereich bemerkst, solltest du dringend ärztlichen Rat einholen.

Diese tiefen Schwellungen, sogenannte Angioödeme, sollten immer ärztlich behandelt werden, da sie ernste Folgen haben können. Achtung! Wichtig ist mir, dich nochmals daran zu erinnern, einen Rettungswagen zu rufen, wenn dein Kind neben den Hautveränderungen auch zusätzliche Symptome wie Atemnot, Übelkeit, Erbrechen, Schwindel oder Kreislaufprobleme zeigt. Diese Symptome könnten auf eine schwerere allergische Reaktion hinweisen, wie einen anaphylaktischen Schock, der lebensgefährlich sein kann.

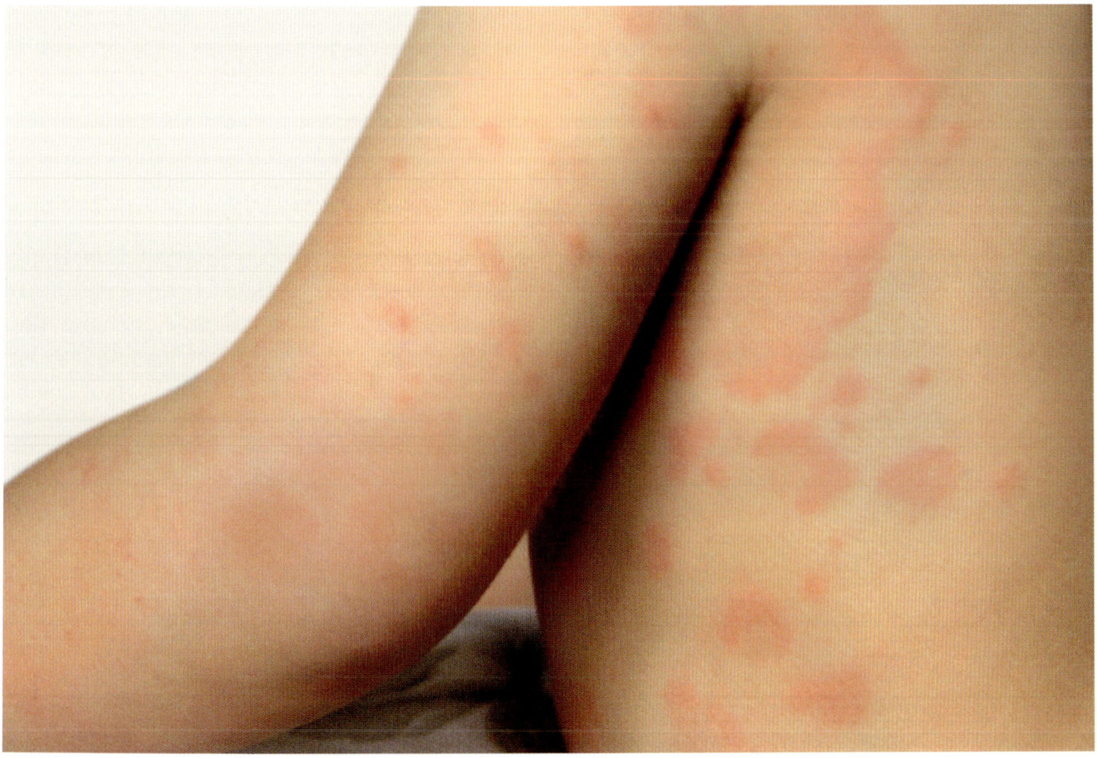

Kleine Quaddeln an den Armen, die aussehen wie Mückenstiche. Am Körper größere, gerötete Quaddeln mit dem dann typischen auffälligen Rand.

8.6 Muttermale

Flecken, die wir alle haben

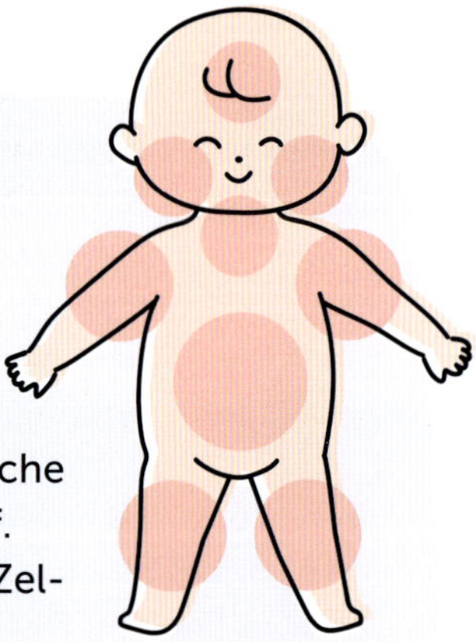

Gehören zu gutartigen Gewebsveränderungen

Jeder hat sie, kleine braune Flecken, die uns einzigartig machen. Manche begleiten uns von Geburt an, andere tauchen erst im Lauf der Zeit auf. Muttermale entstehen durch Ansammlungen von pigmentbildenden Zellen, den Melanozyten.

Die meisten sind harmlos, doch Aufmerksamkeit schadet nie, um Veränderungen frühzeitig zu erkennen.

Wie erkennst du problematische Muttermale?

Nicht jedes Muttermal ist gleich. Während viele glatt, rund und gut abgegrenzt sind, können bestimmte Veränderungen ein Warnsignal sein. Achte auf Muttermale, die plötzlich wachsen, ungleichmäßig gefärbt sind oder asymmetrisch erscheinen. Auch Juckreiz, Blutungen oder Schmerzen solltest du ernst nehmen und ärztlich abklären lassen.

Wann du ärztlichen Rat einholen solltest!

Auch wenn die meisten Muttermale bei Kindern völlig harmlos sind, ist es wichtig, Veränderungen ernst zu nehmen. Besonders große angeborene Muttermale oder solche, die schnell wachsen, sollten regelmäßig von einem Hautarzt kontrolliert werden, idealerweise alle zwei bis drei Jahre Muttermale bei Kindern müssen nur selten entfernt werden. Ein Eingriff wird meist dann erwogen, wenn sie sehr groß sind, auffällig wachsen oder an Stellen liegen, an denen sie leicht verletzt werden können. In solchen Fällen erfolgt die Entfernung schrittweise, um die Operationsrisiken zu minimieren und ein möglichst gutes kosmetisches Ergebnis zu erzielen.

Das A und O bleibt der Sonnenschutz! UV-Strahlung begünstigt Hautveränderungen, daher ist ein konsequenter Schutz durch Sonnencreme und schützende Kleidung besonders wichtig. Nur so bleiben Muttermale harmlos und die Haut deines Kindes gut geschützt.

i Die 3 C's — deine einfache Regel

Color	Farbe: Hat das Muttermal mehrere Farben oder wirkt es ungleichmäßig gefärbt?
Contour	Umriss: Sind die Ränder unscharf oder unregelmäßig?
Change	Veränderung: Hat sich das Muttermal plötzlich in Größe, Form oder Farbe verändert?

Bei einem „Ja" zu einer dieser Fragen ist ein Arztbesuch ratsam.

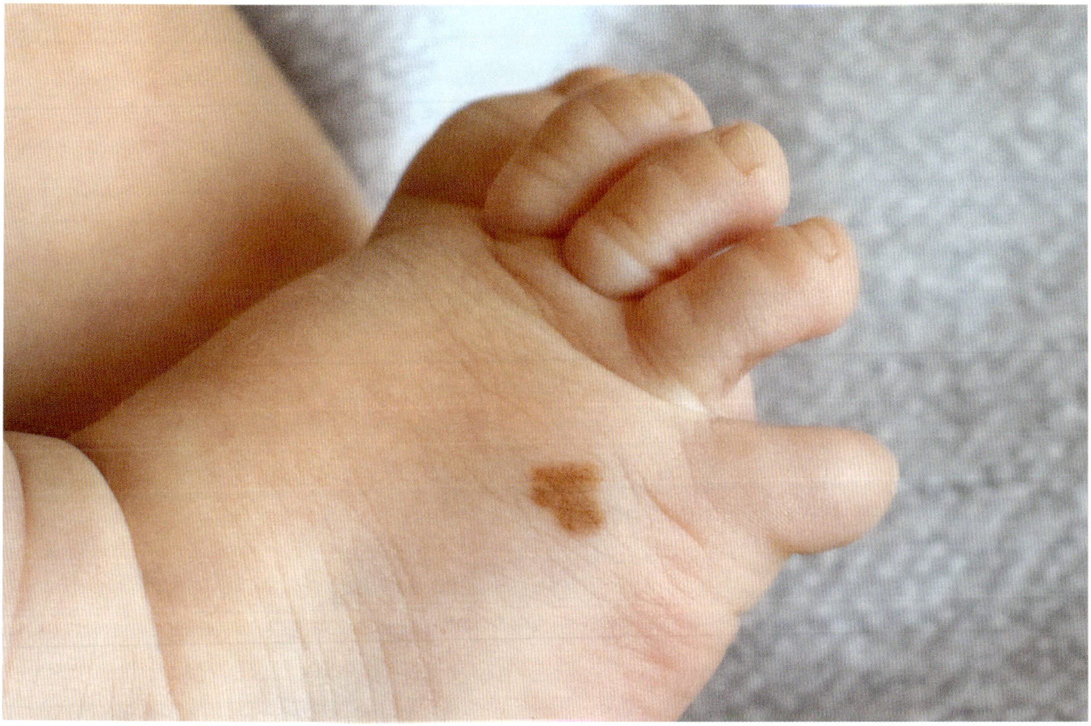

Kleines, unbedenkliches Muttermal, scharf begrenzt und gleichmäßig braun gefärbt.

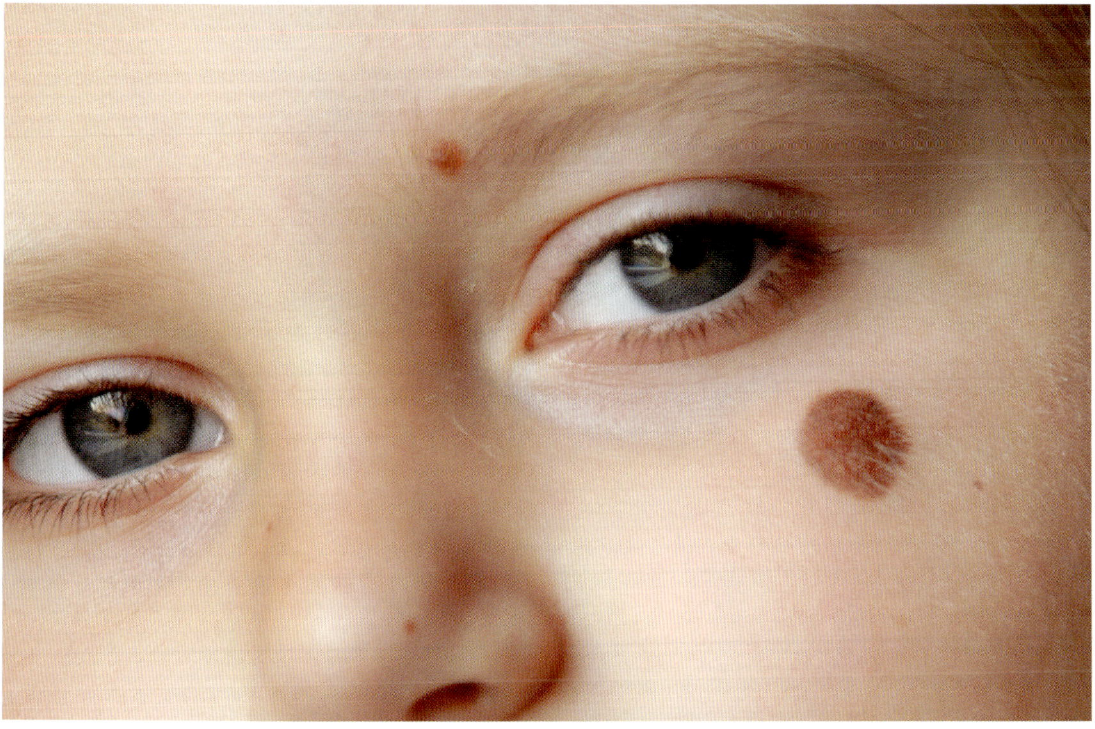

Angeborenes Muttermal mit feinen Härchen, die bei angeborenen Formen typisch sind.

8.7 Hämangiom

Blutschwämmchen bei Babys

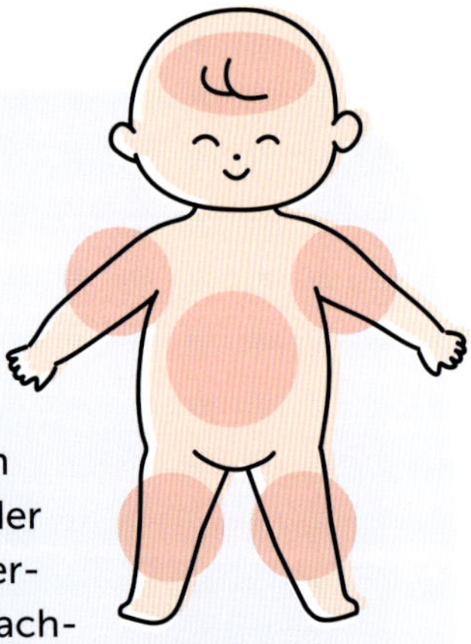

Gehört zu gutartigen Gefäßveränderungen

Bei manchen Babys zeigen sich in den ersten Tagen und Wochen nach der Geburt kleine rötliche Punkte oder Knoten auf der Haut, z. B. auf der Kopfhaut, im Gesicht oder am Körperstamm. Anfangs unscheinbar, werden sie ab der 4. bis 6. Lebenswoche deutlich sichtbarer. Umgangssprachlich nennt man sie Blutschwämmchen, in der Fachsprache heißen sie Hämangiome. Es handelt sich dabei um gutartige Wucherungen der Blutgefäße, die in der Regel harmlos sind und nicht behandelt werden müssen.

Etwa 5–10 % der Neugeborenen sind betroffen, wobei Mädchen etwa dreimal so häufig betroffen sind wie Jungen. Auch bei Frühgeborenen ist die Wahrscheinlichkeit eines Hämangioms höher. In den ersten Monaten wächst das Hämangiom zügig, was bei vielen Eltern für Unsicherheit sorgen kann.

Nach einer Phase des Nichtwachstums bildet es sich in der Regel über mehrere Jahre von selbst zurück. Manchmal können Hämangiome jedoch zu Problemen führen, etwa wenn sie besonders groß sind oder sich an ungünstigen Stellen wie am Auge befinden. In solchen Fällen stehen verschiedene Behandlungsmöglichkeiten zur Verfügung.

Behandlungsmöglichkeiten

Zunächst möchte ich euch eine häufige Sorge nehmen. Eltern fürchten oft, dass ihr Kind bei einer Verletzung eines knotigen Hämangioms stark bluten könnte. Ja, es kann zu einer stärkeren Blutung kommen, doch mit festem Druck auf die Stelle für etwa fünf Minuten lässt sich diese in den allermeisten Fällen stoppen. Es ist äußerst selten, dass die Blutung nicht aufhört oder so viel Blut verloren geht, dass ärztliche Hilfe nötig wird.

In der Regel sind Hämangiome klein, verursachen keine Beschwerden und verschwinden von selbst. Dennoch empfehle ich, sie ärztlich begutachten zu lassen, um sicherzugehen, dass keine notwendige Behandlung übersehen wird. So können mögliche Komplikationen wie Narbenbildung oder andere Rückstände vermieden werden. Hämangiome können zunächst in regelmäßigen Abständen kontrolliert werden, oft entsprechend dem Alter des Kindes in Monaten. Ist dein Kind beispielsweise drei Monate alt, findet die Kontrolle alle drei Wochen statt.

Zeigt sich in den Kontrollen ein sehr rasches Größenwachstum oder liegt das Hämangiom an einer ungünstigen Stelle wie am Auge oder Ohr, kann eine Therapie erforderlich werden. In solchen Fällen wird heute häufig Propranolol eingesetzt. Dieses Medikament muss mit der Nahrung eingenommen werden. Um die richtige Dosierung sicherzustellen, müssen regelmäßig Herzfrequenz, Blutdruck und das Gewicht des Kindes überwacht werden. Eine Therapie ist aber nur bis zum ersten Lebensjahr möglich, da Medikamente ausschließlich auf wachsende Hämangiome wirken. Sollten trotz allem Narben oder andere Rückstände zurückbleiben, können diese später erfolgreich mit einem Laser behandelt werden.

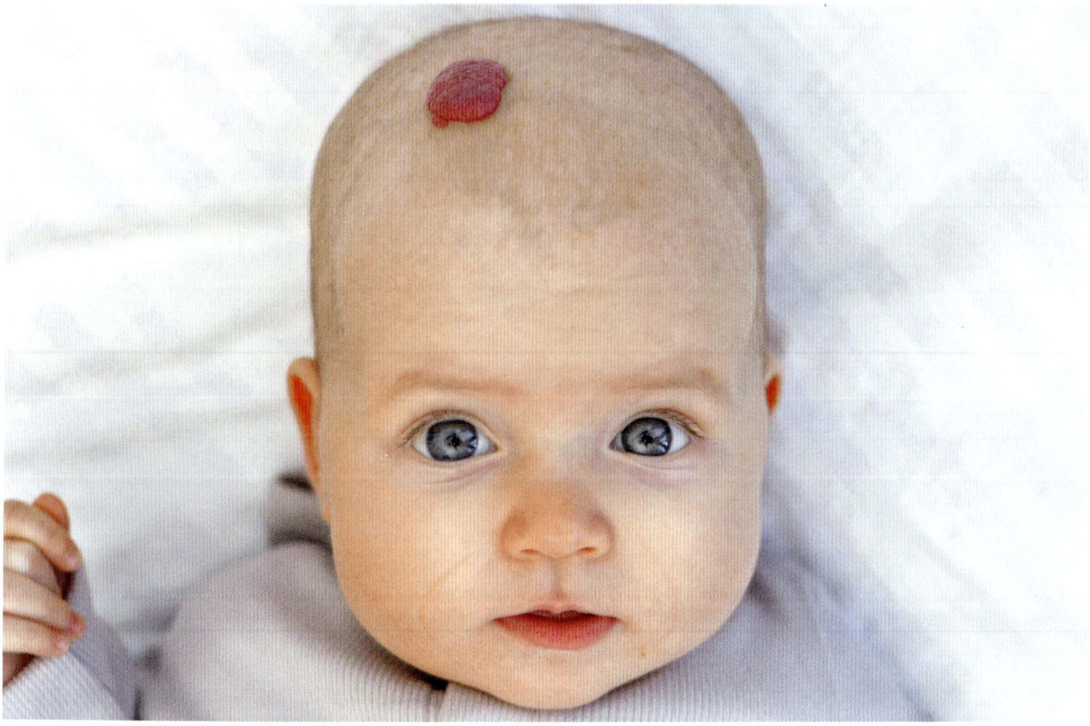

Dieser mittelgroße Blutschwamm in der Wachstumsphase sollte regelmäßig kontrolliert werden, damit keine Narben oder Haarlücken entstehen.

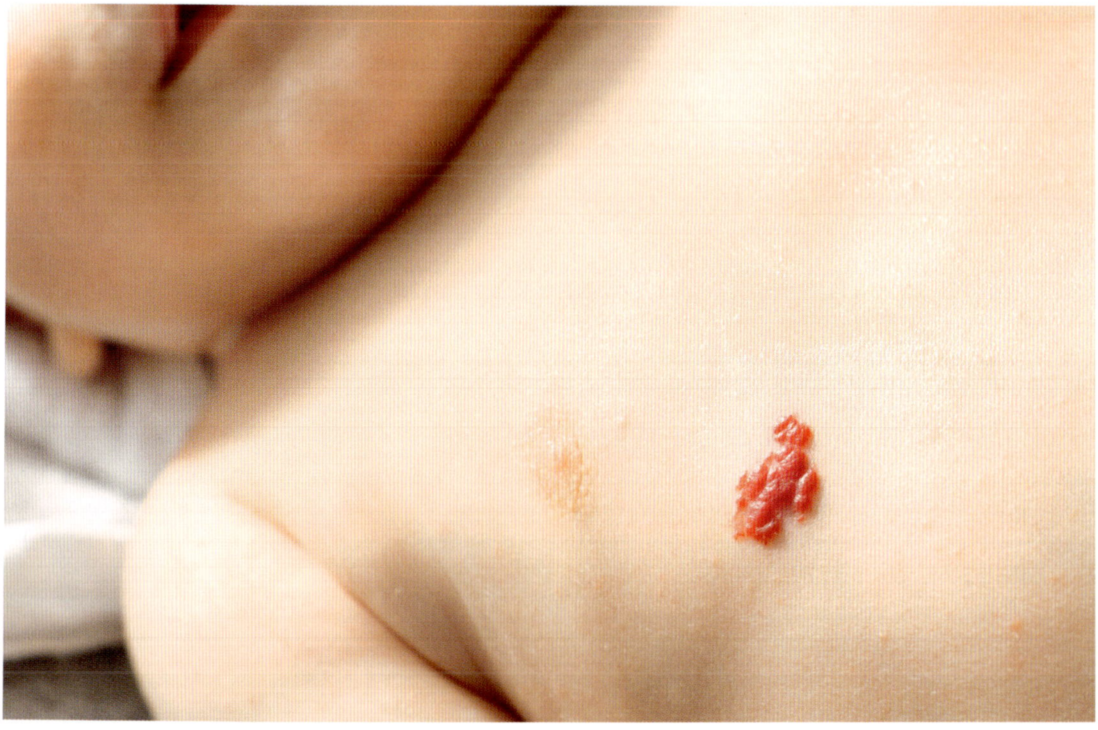

Kleiner Blutschwamm am Rumpf in der Wachstumsphase. In diesem Stadium sind Kontrollen ausreichend.

8.8 Naevus flammeus

Was hinter dem Feuermal steckt

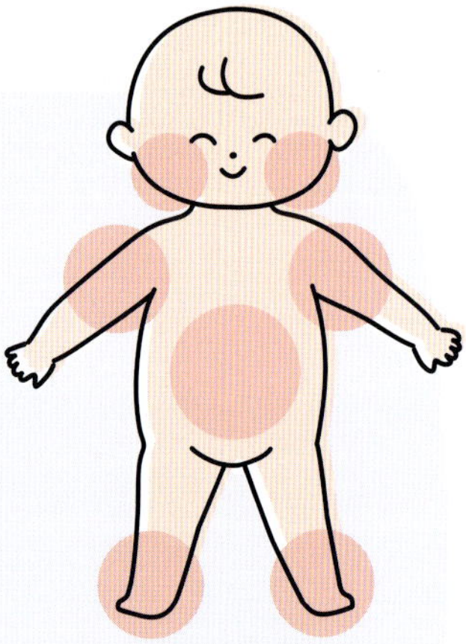

Ein Feuermal ist eine gutartige Hautveränderung, die meist asymmetrisch, d. h. auf einer Körperhälfte, auftritt. Es handelt sich um eine Ansammlung erweiterter Blutgefäße in der obersten Hautschicht.

Sie können in verschiedenen Farben auftreten, am häufigsten sind sie jedoch hellrot oder pink.

Gehört zu gutartigen Gefäßveränderungen

Wie zeigt sich ein Feuermal?

Das Feuermal ist sofort nach der Geburt sichtbar und zeigt sich als flacher, roter oder pinker Fleck auf der Haut. Die Oberfläche ist anfangs glatt, wird jedoch meist ab dem zehnten Lebensjahr knotig durchsetzt. Zudem kann das Feuermal in den ersten Lebensjahren dunkler werden, seine Größe jedoch bleibt unverändert

Umgang mit einem deutlich sichtbaren Feuermal

Wenn dein Kind mit einem Feuermal geboren wurde, sind liebevolle Aufklärung und eine selbstverständliche Haltung entscheidend. Kinder übernehmen oft die Einstellung ihrer Eltern, deshalb ist es wichtig, selbstbewusst und entspannt damit umzugehen. Erkläre altersgerecht, was ein Feuermal ist, z. B.: „Das ist eine besondere Hautstelle, mit der du geboren wurdest.“ Falls dein Kind oder du selbst unter den Reaktionen von außen leidet, kann der Austausch mit anderen Betroffenen in Selbsthilfegruppen oder eine psychotherapeutische Begleitung hilfreich sein.

Neben einer offenen und altersgerechten Kommunikation stärken vor allem ein unterstützendes soziales Umfeld, gelassene Vorbilder und frühzeitige professionelle Begleitung das Selbstwertgefühl deines Kindes. So fühlt es sich mit seinem Feuermal angenommen und geborgen.

Wann du ärztlichen Rat einholen solltest!

Ein Arztbesuch ist ratsam, wenn sich das Feuermal in seinem Aussehen verändert, insbesondere wenn es größer oder dunkler wird oder knotige Areale auftreten. Diese Veränderungen können im Zuge der normalen Entwicklung vorkommen, sollten aber genauer untersucht werden, um mögliche Hautveränderungen nicht zu übersehen. Auch beim Storchenbiss ist eine ärztliche Konsultation sinnvoll, wenn er länger als die ersten Lebensjahre bestehen bleibt oder sich verändert, um sicherzustellen, dass keine weiteren Hautprobleme vorliegen.

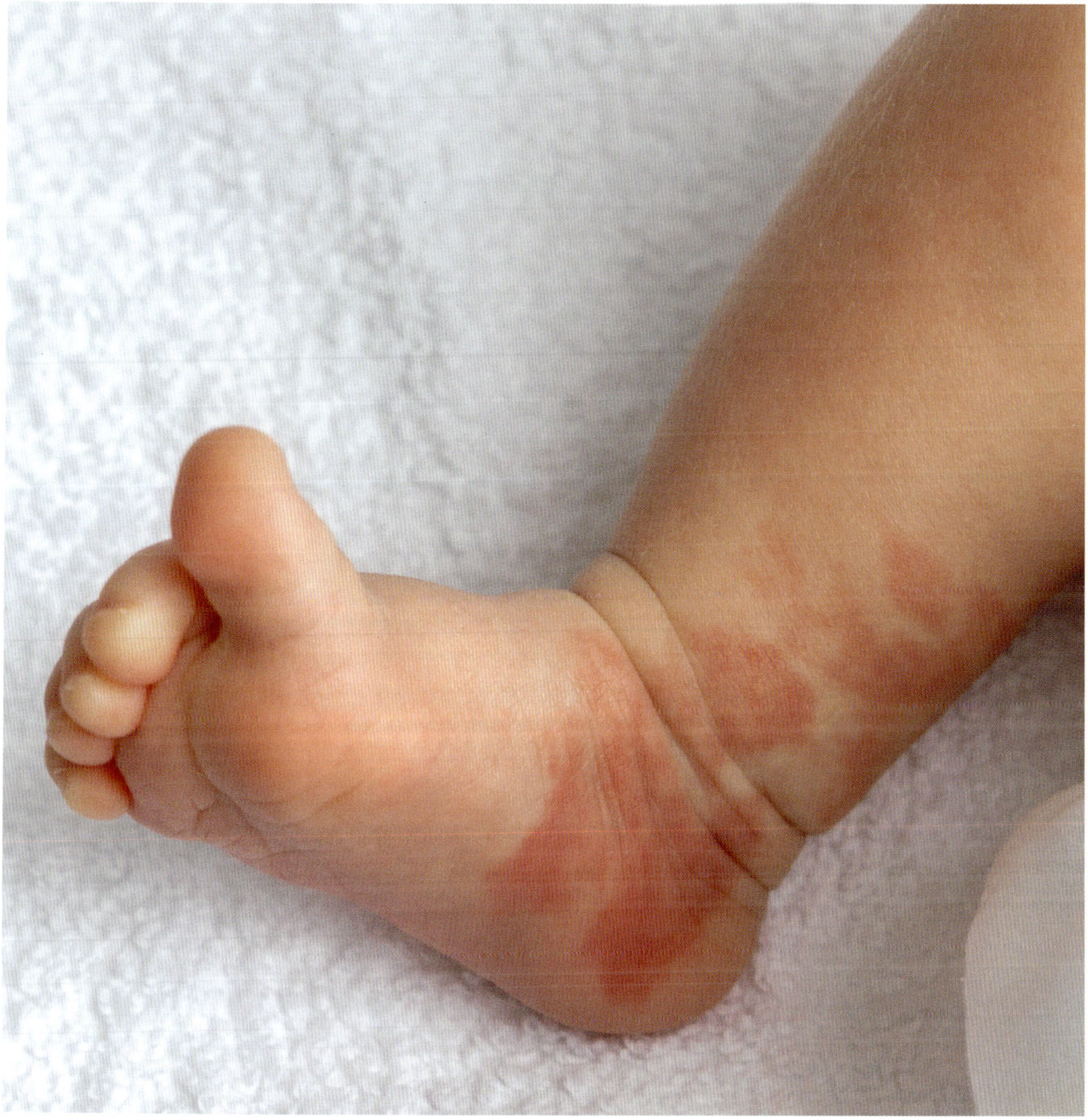

Feuermal am Fußrücken und Knöchel mit scharf begrenzten Rötungen.

Der „Storchenbiss"

Der Storchenbiss (Naevus flammeus simplex) ist eine eigenständige Hautveränderung und darf nicht mit einem Feuermal verwechselt werden. Er tritt häufig im Bereich der Stirn- oder Zornesfalten oder am Nacken, also in der Körpermitte, auf – im Gegensatz zum Feuermal, das nur eine Körperhälfte betrifft. Storchenbisse sind rötliche, flache Flecken, deren Begrenzungen meist unregelmäßig sind. Sie verschwinden in den ersten Lebensjahren größtenteils von selbst oder verblassen deutlich.

8.9 Borkenflechte

Honigartige Krusten

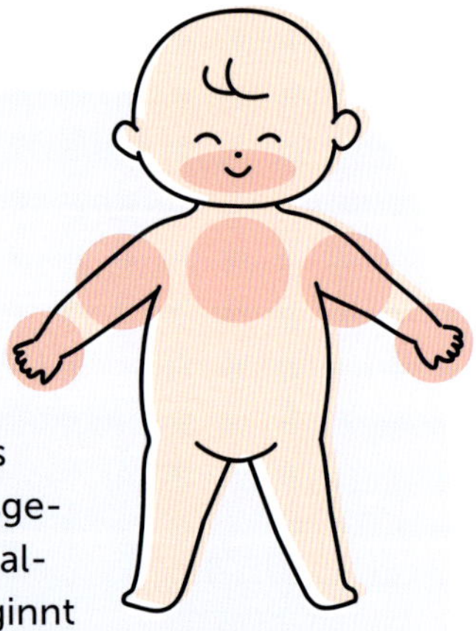

Gehört zu Bakterien

Bei der Borkenflechte, auch Impetigo contagiosa genannt, handelt es sich um eine stark ansteckende, bakterielle Erkrankung der Haut. Ausgelöst durch Streptokokken oder Staphylokokken, betrifft sie leider vor allem Kleinkinder mit empfindlicher oder verletzter Haut. Impetigo beginnt meist harmlos mit einem kleinen roten Fleck, entwickelt sich aber schnell zu den typischen gelben Bläschen und honigartigen Krusten – ein so eindeutiges Bild, dass sie kaum mit anderen Krankheiten verwechselt wird.

Wie erkennst du die Borkenflechte?

Meist zeigt sich die Borkenflechte im Gesicht, vor allem um Mund und Nase. Sie kann sich aber auch auf Hals, Arme und Hände ausbreiten. Anfangs ist die betroffene Hautpartie nur leicht gerötet. Bald darauf bilden sich eitergefüllte Bläschen, die schnell aufplatzen. Es entstehen die charakteristischen gelben Krusten. Meist fühlen sich die betroffenen Kinder ansonsten fit, gelegentlich treten jedoch Fieber oder geschwollene Lymphknoten auf. Die Krusten heilen in der Regel ohne Narben ab, sind jedoch extrem ansteckend. Bereits durch Berührung, etwa ein kurzes Tätscheln, können die Bakterien übertragen werden. Auch Gegenstände wie Handtücher oder Spielzeug, die mit den Erregern in Kontakt kommen, können die Krankheit verbreiten. Deshalb stecken sich Kinder in Kitas besonders schnell an. Die Symptome klingen üblicherweise innerhalb von zwei bis zehn Tagen nach der Ansteckung wieder ab.

Was kannst du selbst tun?

Gründliche Hygiene ist entscheidend, um die Ausbreitung zu verhindern. Wasche daher die Hände deines Kindes regelmäßig und vermeide, die betroffenen Stellen mit bloßen Händen zu berühren. Verwende separate Handtücher, Bettwäsche und Kleidung. Alle Textilien sollten bei mindestens 60 °C gewaschen werden, um die Bakterien sicher abzutöten. Bei lokal begrenzten Stellen kannst du ein antiseptisches Gel wie Polihexanid (z. B. Prontosan®) auftragen.

Wann du ärztlichen Rat einholen solltest!

Bei ausgedehnteren Infektionen ist meist eine antibiotische Therapie erforderlich. In solchen Fällen verschreibt der Arzt eine antibiotische Creme (z. B. Fucidine®) oder, bei sehr großflächigen Befällen, Antibiotika in Form von Saft oder Tabletten. Tritt Fieber oder Abgeschlagenheit auf oder heilt die Infektion nicht wie erwartet ab, ist ein erneuter Arztbesuch unverzichtbar. Eine schnelle Therapie verhindert nicht nur die Ausbreitung der Infektion auf weitere Körperstellen, sondern reduziert auch die Ansteckungsgefahr erheblich. Neugeborene und junge Säuglinge sollten immer im Krankenhaus behandelt werden, da sie das Antibiotikum über die Vene bekommen müssen. Ihre Abwehrkräfte sind noch nicht so stark, um die Infektion allein zu bekämpfen. Mit der richtigen Behandlung heilt Impetigo in wenigen Tagen ab, und dein Kind ist bald wieder fit. Gleichzeitig bleibt Hygiene der beste Schutz – sowohl für dein Kind als auch für alle, die mit ihm spielen und toben.

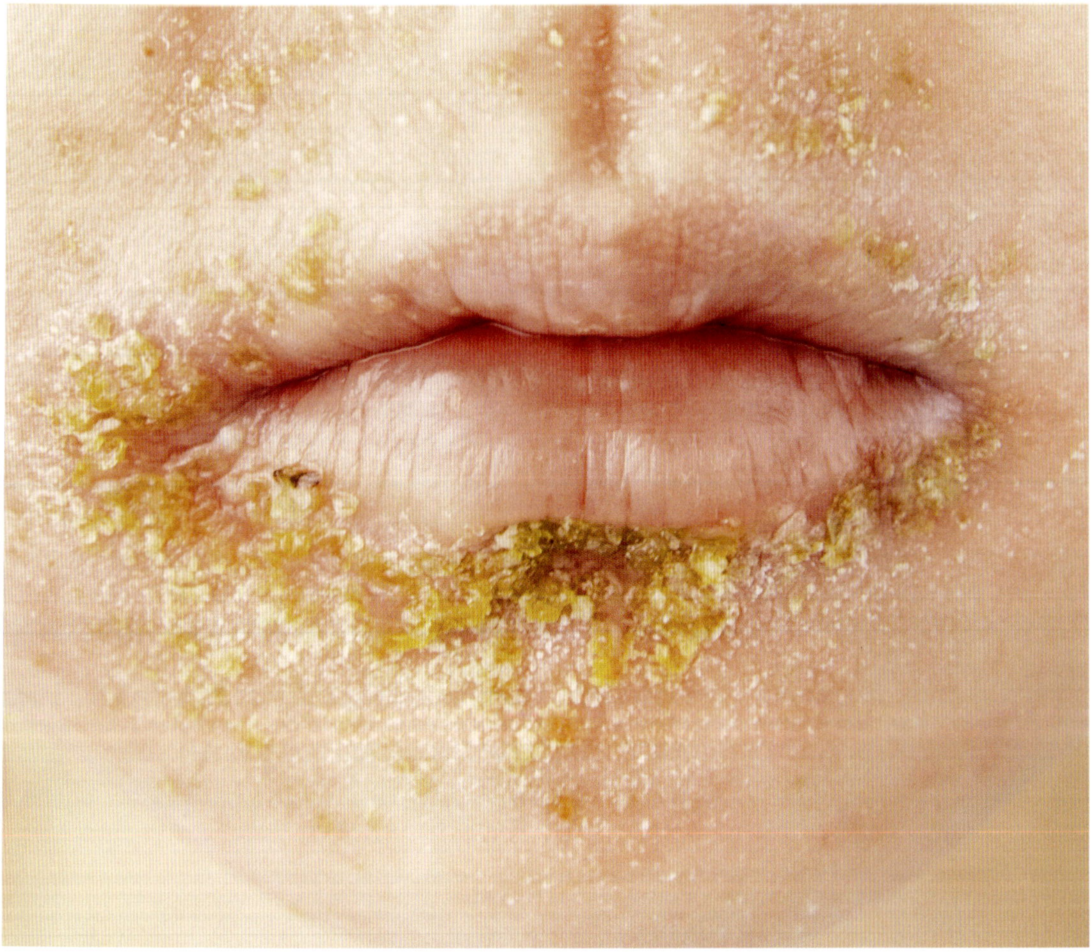

Lokal begrenzte, moderate Borkenflechte um den Mund mit typischer gelber Krustenbildung.

Infektionsschutz!

Bei Verdacht oder Nachweis bist du gemäß Infektionsschutz verpflichtet, die Kita- oder Schulleitung zu informieren, damit geeignete Hygienemaßnahmen in der Einrichtung ergriffen werden können. Erkrankte Kinder müssen zu Hause bleiben und dürfen erst 24 Stunden nach Beginn einer antibiotischen Therapie zurück in die Kita oder Schule. Ohne Antibiotikatherapie müssen alle betroffenen Hautstellen vollständig abgeheilt sein, bevor dein Kind wieder Kontakt zu anderen Kindern haben darf.

8.10 Scharlach

Wenn Fieber und Ausschlag zusammenkommen

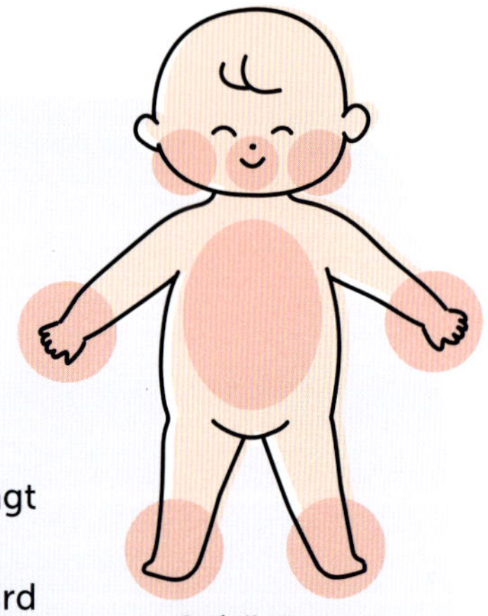

Gehört zu Bakterien

Plötzlich hohes Fieber, Halsschmerzen und ein Ausschlag – das klingt nach einer typischen Kinderkrankheit. Scharlach ist eine Infektion, die vor allem Kinder im Alter von vier bis zehn Jahren betrifft. Sie wird durch Bakterien, genauer gesagt Streptokokken der Gruppe A, verursacht. Obwohl Scharlach früher gefürchtet wurde, lässt sich die Krankheit heute dank moderner Medizin gut behandeln.

Die Infektion äußert sich zunächst mit klassischen Erkältungssymptomen wie Halsschmerzen und Fieber. Doch das Besondere an Scharlach ist der feinfleckige Ausschlag, der ein bis zwei Tage nach der Halsentzündung auftritt. Der Ausschlag bleibt in der Regel etwa vier bis fünf Tage bestehen und heilt mit einer auffälligen Hautschuppung ab, besonders an den Händen und Füßen.

Wie erkennst du Scharlach?

„Klassisch" beginnt Scharlach meist mit plötzlich auftretendem Fieber, starken Halsschmerzen und geschwollenen Lymphknoten am Hals. Die Mandeln sind häufig gerötet, manchmal mit weißen Belägen bedeckt. Die Kinder wirken sehr krank. Im Alltag sieht man jedoch immer häufiger Kinder mit starken Halsschmerzen, nur leichter Abgeschlagenheit und ohne Fieber. Denke daher bei Halsschmerzen auch immer an Scharlach!

Innerhalb weniger Tage folgt meist ein charakteristischer Ausschlag: feine, rote Flecken, die zunächst im Gesicht auftreten und sich dann über den Hals auf den gesamten Körper ausbreiten. Ein typisches Merkmal ist die sogenannte „Himbeerzunge", bei der sich die Zunge deines Kindes kräftig rot verfärbt und eine noppige Struktur zeigt. Gleichzeitig bleibt die Haut um den Mund ausgespart, was dem Gesicht ein blasses, „maskenartiges" Aussehen verleiht. Der Ausschlag fühlt sich wie „Sandpapier" an und klingt nach einigen Tagen mit einer Hautschuppung ab, die für Eltern erschreckend sein kann, aber völlig normal ist.

Was kannst du selbst tun?

Sobald du den Verdacht auf Scharlach hast, solltest du einen Kinderarzt aufsuchen. da Scharlach immer mit Antibiotika behandelt werden sollte. Neben der medizinischen Behandlung kannst du deinem Kind Ruhe und Entspannung bieten, denn Scharlach kann sehr anstrengend sein, und dein Kind braucht Zeit zur Erholung. Biete weiche, leicht zu schluckende Speisen und ausreichend Flüssigkeit an, um den schmerzenden Hals zu schonen. Lauwarmes Wasser, Kräutertees oder milde, verdünnte Säfte können hier Linderung verschaffen.

Schmerzen kannst du lokal mit anästhesierenden Mundgelen oder allgemein mit Paracetamol oder Ibuprofen mildern. Auch die Haut benötigt Unterstützung. Lotionen oder Cremes mit Glycerin oder Panthenol können die Haut nach dem Ausschlag beruhigen und pflegen.

Wann du ärztlichen Rat einholen solltest!

Bei jedem Verdacht auf Scharlach ist ein Arztbesuch unerlässlich. Der Arzt kann die Diagnose meistens schon durch einen Blick in den Hals stellen, manchmal ergänzt durch einen Abstrich, um die Streptokokken nachzuweisen.

Therapie der Wahl ist die Gabe von Antibiotika, üblicherweise von Penicillin bzw. Amoxicillin. Die Medikamente lindern die Symptome, verkürzen die Krankheitsdauer und verhindern mögliche Folgeerkrankungen. Unbehandelt kann Scharlach ernsthafte Komplikationen wie Mittelohrentzündungen, Nierenentzündungen oder rheumatisches Fieber verursachen. Auch Herzprobleme oder Gelenkentzündungen sind seltene, aber mögliche Spätfolgen. Um solche Komplikationen sicher auszuschließen, wird manchmal empfohlen, etwa vier Wochen nach der Erkrankung eine Nachkontrolle durchzuführen. Dabei können eine Urinuntersuchung, ein EKG und eine Blutuntersuchung sinnvoll sein, um sicherzugehen, dass keine Spätfolgen aufgetreten sind. Das Ansteckungsrisiko gilt 24 Stunden nach Beginn einer Antibiotikatherapie als ausgeschlossen. Bis dahin dürfen Gemeinschaftseinrichtungen wie Schulen oder Kindergärten vorübergehend nicht besucht werden. Die Eltern sind verpflichtet, die Einrichtung über die Erkrankung ihres Kindes zu informieren.

Mit der richtigen Behandlung heilt Scharlach in der Regel ohne Probleme aus. Handle frühzeitig und behalte die Symptome im Blick, damit dein Kind schnell wieder gesund wird.

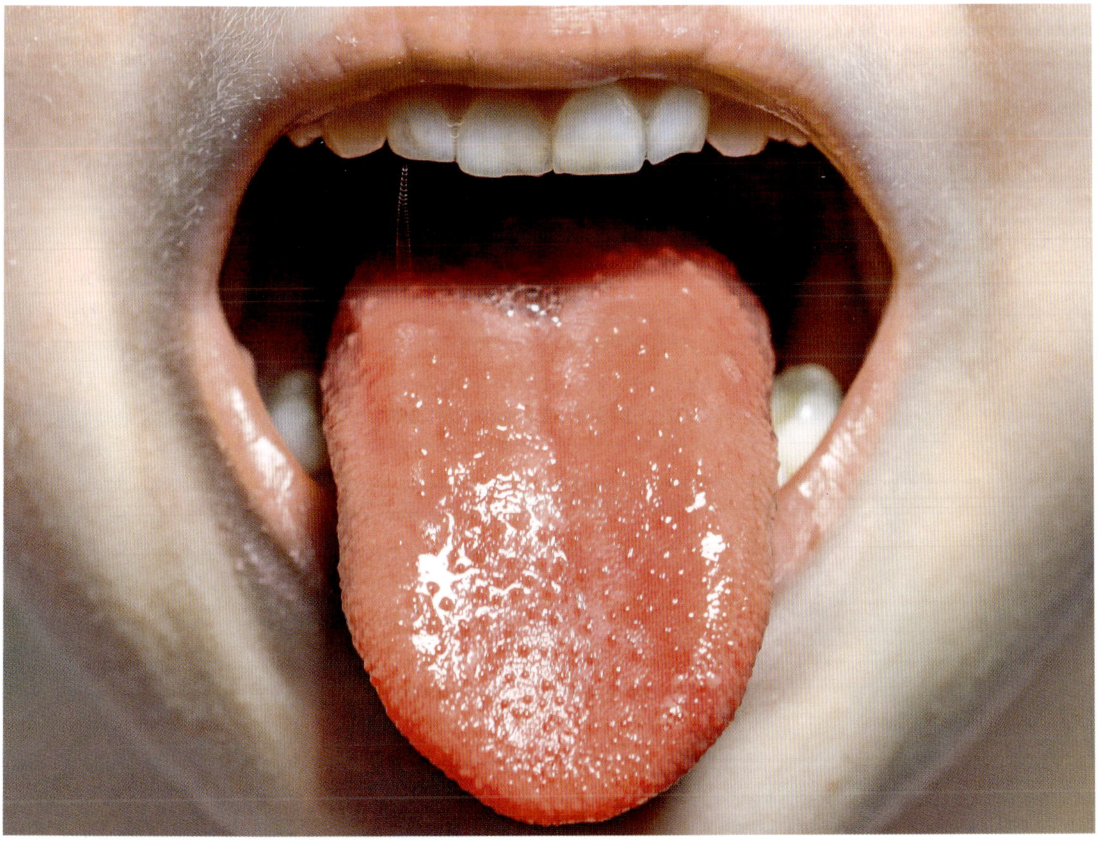

Himbeerzunge bei Scharlach, ein eindeutiges Zeichen, auch wenn der Hautausschlag (noch) fehlt.

8.11 Hand-Fuß-Mund

Ein Klassiker unter Kita-Kindern

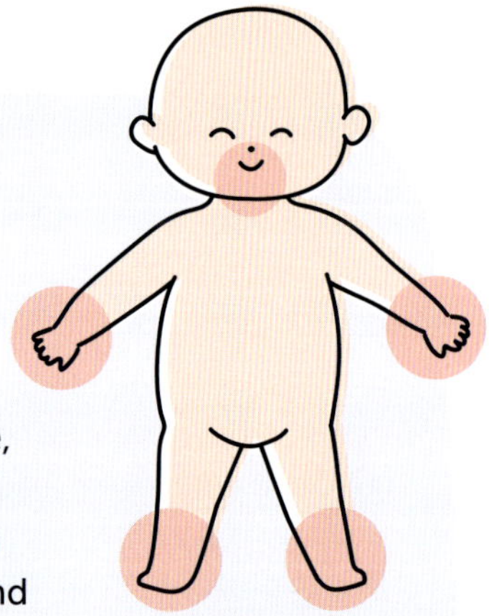

Gehört zu Viren

Der Aushang, den ich in der Kita meiner Tochter am häufigsten sehe, ist die Anzahl der Kinder, die an der Hand-Fuß-Mund-Krankheit erkrankt sind. Diese hochansteckende Virusinfektion betrifft vor allem Kinder unter 10 Jahren und kann mehrmals pro Saison auftreten. Und leider können sich die Kleinen mehrfach damit infizieren, da unterschiedliche Virustypen den Ausbruch auslösen können, insbesondere Enteroviren wie Coxsackieviren.

Die Krankheit breitet sich schnell aus, vor allem über Speichel, Bläschenflüssigkeit oder kontaminierte Oberflächen. Besonders in Kindergärten oder Schulen, wo Spielzeug und Berührungen geteilt werden, ist die Ansteckungsgefahr hoch.

Wie erkennst du die Hand-Fuß-Mund-Krankheit?

Am Anfang wirkt die Krankheit harmlos. Dein Kind fühlt sich vielleicht schlapp, hat leichtes Fieber oder klagt über Halsschmerzen. Doch dann entwickeln sich die typischen Symptome. Im Mund bilden sich kleine rote Flecken, die schnell zu schmerzhaften Bläschen und schließlich zu wunden Stellen, sogenannte Aphten, werden, typischerweise an der Zunge, den Wangen oder dem Gaumen. Kurz darauf folgen Hautveränderungen an den Händen und Füßen – rote Flecken und Bläschen, vor allem an den Handflächen und Fußsohlen.

In einer atypischen Variante kann der Ausschlag den ganzen Körper betreffen. Einige Wochen nach der Erkrankung können zudem Nagelveränderungen auftreten, wie Querrillen oder vorübergehender Nagelausfall. Die Nägel wachsen jedoch vollständig nach.

Was kannst du selbst tun?

Die Hand-Fuß-Mund-Krankheit heilt meist von selbst ab. Dein Kind sollte sich ausruhen, viel trinken und, falls nötig, kindgerechte Schmerzmittel wie Ibuprofen oder Paracetamol erhalten. Schmerzende Bläschen oder Wunden im Mund können das Essen erschweren. Hier hilft ein entzündungshemmendes Mundgel wie InfectoGingi®, das die Schleimhaut pflegt und den Schmerz lindert. Und wer sagt, dass Medizin nicht lecker sein kann? Ein kühles Eis kann für den Mund und die Laune deines Kindes wahre Wunder wirken.

Vergiss nicht, die Haut sanft zu pflegen. Lotionen mit Glycerin oder Panthenol unterstützen die Heilung der Bläschen und sorgen dafür, dass alles schnell wieder gut aussieht. Gründliche Händehygiene ist der beste Schutz, um die Krankheit nicht weiter zu verbreiten. Sorge dafür, dass dein Kind regelmäßig die Hände wäscht, besonders vor dem Essen und nach dem Spielen. Behalte dein Kind zu Hause, bis die Bläschen abgeheilt sind, um andere, vor allem Schwangere, vor einer Ansteckung zu schützen.

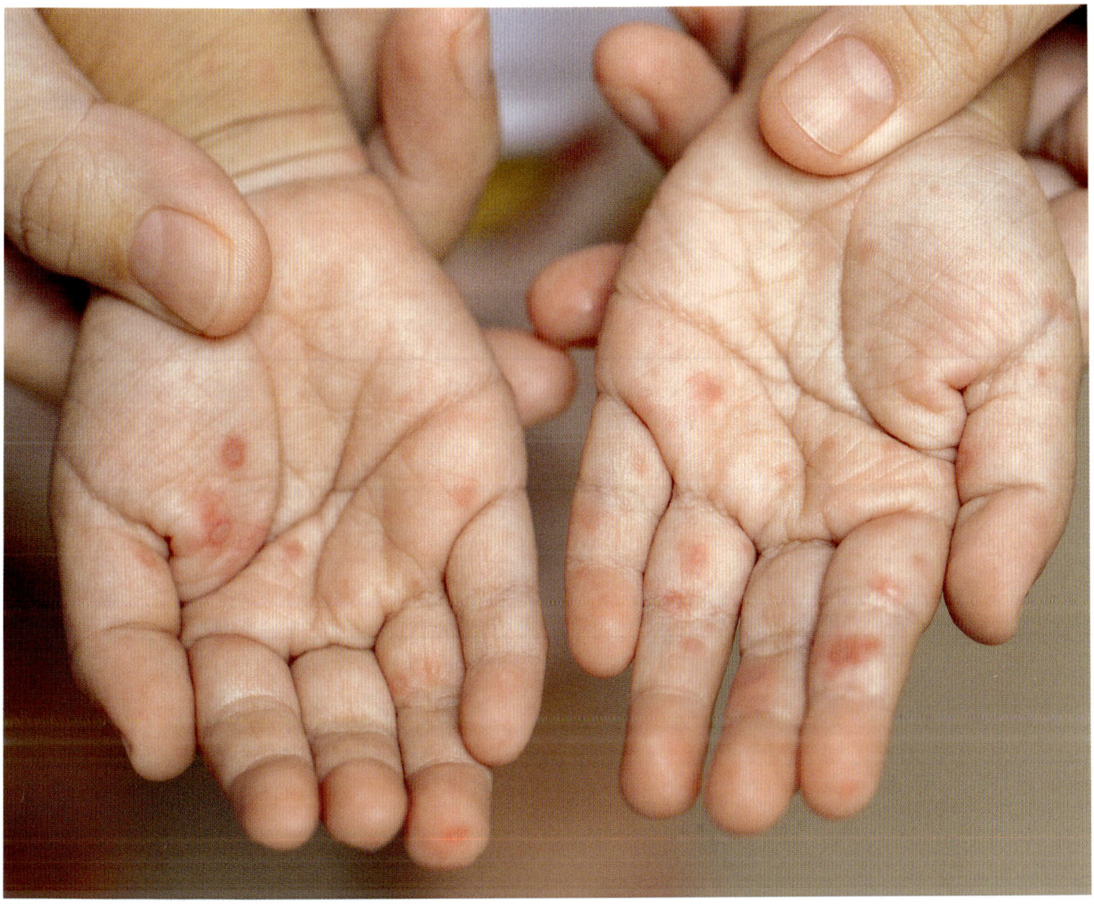

Unverkennbare Bild einer Hand-Fuß-Mund-Erkrankung mit den rötlichen Flecken auf der Handflächenseite.

Wann du ärztlichen Rat einholen solltest!

Ein Arztbesuch ist selten nötig, aber wichtig, wenn dein Kind nicht essen kann oder ungewöhnlich starke Beschwerden zeigt. Anhaltendes Fieber, Nackensteifigkeit, starke Kopfschmerzen oder Krampfanfälle könnten auf eine ernsthafte Komplikation wie eine Gehirn- oder Hirnhautentzündung hinweisen und erfordern sofortige medizinische Hilfe. Auch für Schwangere, die kurz vor der Geburt stehen und Symptome einer Enterovirusinfektion zeigen, ist Vorsicht geboten. In seltenen Fällen kann das Virus auf das Neugeborene übertragen werden und zu schweren Komplikationen führen.

Wichtiger Hinweis

Eine Besonderheit ist, dass – auch wenn die Bläschen abgeheilt sind – Viren noch wochenlang über den Stuhl ausgeschieden werden können. Gründliches Händewaschen, vor allem nach dem Wickeln oder Toilettengang, ist daher unverzichtbar, um die Verbreitung einzudämmen.

8.12 Drei-Tage-Fieber

Wenn das Fieber kommt und geht

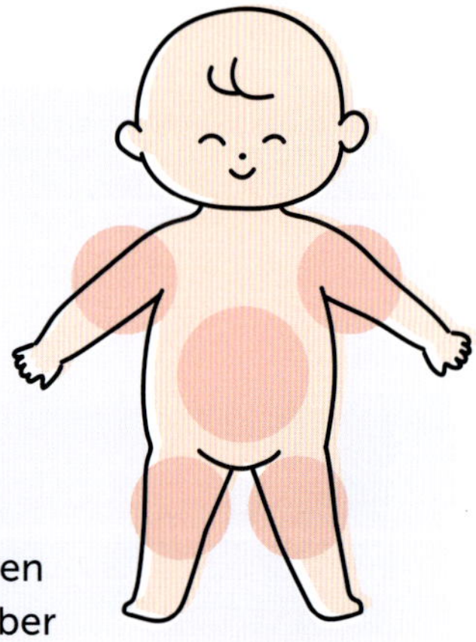

Das Drei-Tage-Fieber ist eine häufige Virusinfektion bei kleinen Kindern, verursacht durch zwei Arten des humanen Herpesvirus: HHV-6 und HHV-7. Fast alle Kinder infizieren sich bis zum Alter von drei Jahren damit, meistens ohne es zu merken. Manchmal tritt jedoch hohes Fieber auf, gefolgt von einem typischen Hautausschlag. Das Positive daran ist, dass dein Kind nach der ersten Infektion lebenslang immun ist.

Gehört zu Viren

Woran erkennst du Drei-Tage-Fieber?

Plötzlich steigt das Fieber, in manchen Fällen auf bis zu 40 °C. Dieses Fieber hält typischerweise drei Tage an, kann aber auch bis zu acht Tage dauern. Trotz der hohen Temperatur sind viele Kinder erstaunlich fit und spielen wie gewohnt. Nach dem abrupten Entfiebern erscheint der typische Ausschlag mit kleinen, roten Flecken, die am Rumpf beginnen und sich auf Arme und Beine ausbreiten, während das Gesicht meist ausgespart bleibt. Der Ausschlag sieht zwar auffällig aus, heilt aber nach wenigen Stunden und spätestens nach drei Tagen komplett ab. Ab dem Auftreten des Ausschlags ist dein Kind nicht mehr ansteckend.

Was kannst du selbst tun?

Die Behandlung konzentriert sich darauf, die Beschwerden zu lindern. Gib deinem Kind Paracetamol oder Ibuprofen in altersgerechter Dosierung, um das Fieber zu senken, und achte darauf, dass es ausreichend trinkt. Unterstütze die Haut mit einer beruhigenden Pflege mit Glycerin oder Panthenol. Ruhe und eine entspannte Umgebung helfen deinem Kind, sich zu erholen.

Wann du ärztlichen Rat einholen solltest!

In den meisten Fällen heilt Drei-Tage-Fieber unkompliziert ab. Ein Arztbesuch ist jedoch notwendig, wenn das Fieber länger als drei Tage anhält oder dein Kind während des Ausschlags weiterhin schlapp oder unwohl wirkt. Sollte dein Kind durch die hohe Körpertemperatur einen Fieberkrampf haben, lege es vorsichtig auf die Seite und entferne gefährliche Gegenstände aus seiner Nähe. Ein solcher Krampf sieht beängstigend aus, ist aber meist harmlos. Trotzdem solltest du in diesem Fall ärztlichen Rat einholen, um andere Ursachen wie eine Hirnhautentzündung auszuschließen.

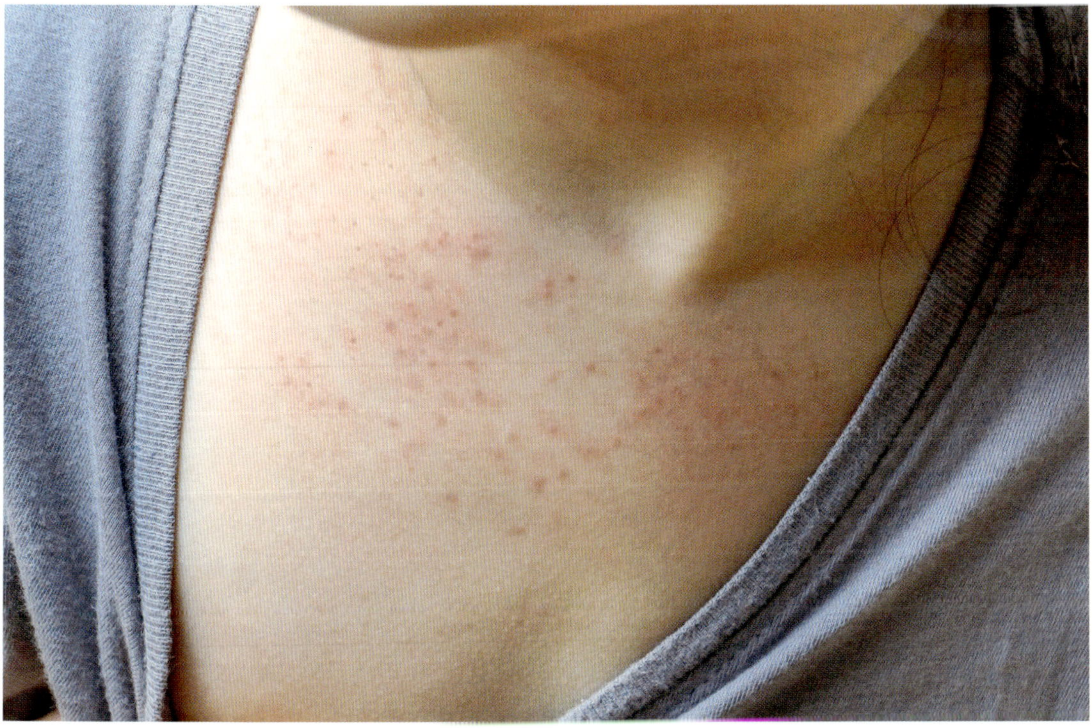

Drei-Tage-Fieber im Anfangsstadium mit kleinen roten Flecken am Dekolleté, die sich manchmal verbinden.

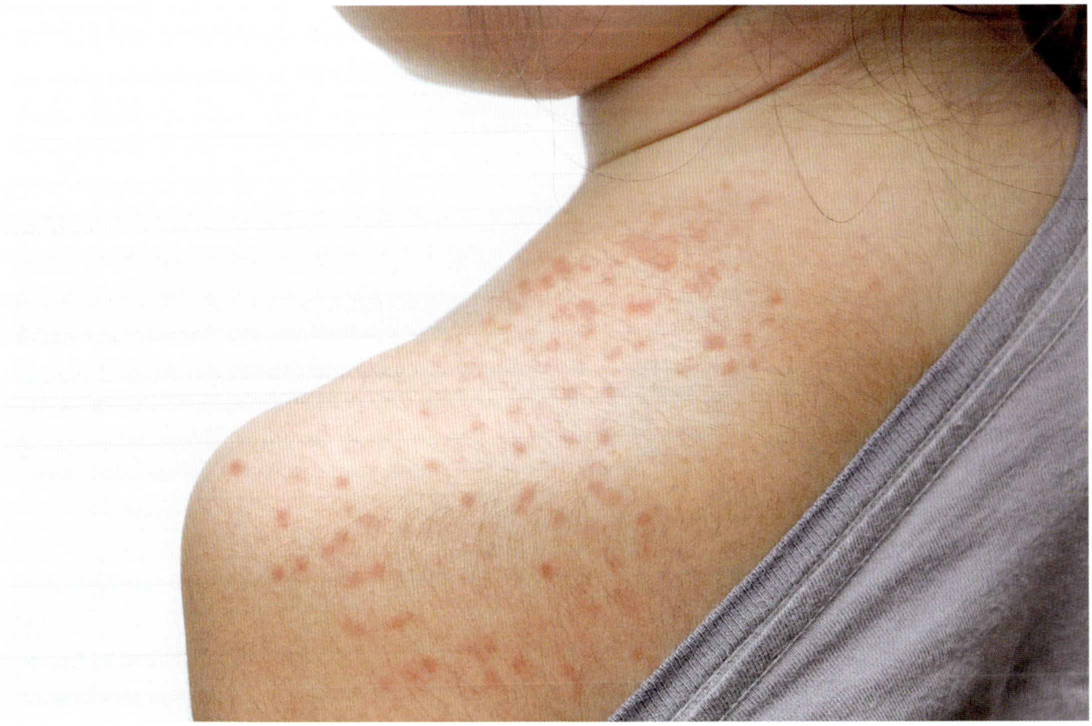

Späteres Stadium des Drei-Tage-Fiebers, die Flecken werden größer und dunkler, bevor sie verblassen.

8.13 Ringelröteln

Harmlos für Kinder, riskant für Schwangere

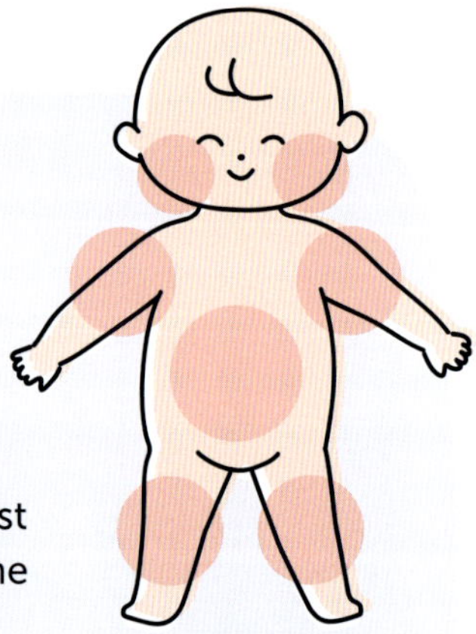

Gehören zu Viren

Der Name klingt fast freundlich, doch hinter Ringelröteln steckt eine Virusinfektion, die vor allem Kinder und Jugendliche betrifft. Ausgelöst wird sie durch das Parvovirus B19, das besonders im Frühjahr für kleine „Epidemien" in Kitas und Schulen sorgen kann.

Anders als bei den im nächsten Kapitel besprochenen Röteln, die von einem anderen Virus verursacht werden, verlaufen Ringelröteln meist mild und unkompliziert.

Wie sehen Ringelröteln aus?

Am Anfang ist alles unauffällig. Dein Kind hat vielleicht leichtes Fieber, ist etwas schlapp oder klagt über Kopfschmerzen. Doch dann, wie aus dem Nichts, taucht das charakteristische Zeichen der Ringelröteln auf: intensiv gerötete Wangen, als hätte dein Kind eine kräftige Ohrfeige bekommen.

Kurz darauf breitet sich der Ausschlag auf den Körper aus. Erst erscheinen rötliche Streifen an den Armen, dann folgen Beine und Rumpf. Mit der Zeit bilden sich die typischen ringförmigen Muster, die der Krankheit ihren Namen geben. Der Ausschlag kann stark oder kaum sichtbar sein und bleibt meist drei bis fünf Tage bestehen. In den Wochen danach kann er durch Wärme, Sonneneinstrahlung oder Bewegung immer wieder auftreten – bis zu fünf Monate lang.

Wie beim Drei-Tage-Fieber gibt es hier eine Besonderheit. Sobald der typische Hautausschlag sichtbar wird, ist dein Kind nicht mehr ansteckend. Bis dahin erfolgt die Übertragung über Tröpfcheninfektion, also durch Husten, Niesen oder engen Kontakt.

Was kannst du tun, um zu helfen?

Auch wenn der Ausschlag beunruhigend aussehen mag, kannst du beruhigt sein. Ringelröteln verlaufen in den meisten Fällen harmlos. Dein Kind braucht vor allem Ruhe, ausreichend Flüssigkeit und bei Bedarf fiebersenkende oder schmerzlindernde Medikamente. Abends kann eine leichte Hautpflege mit Panthenol oder Glycerin die Haut beruhigen. Das kennen wir ja mittlerweile bestens.

Da dein Kind ab dem Auftreten des Ausschlags nicht mehr ansteckend ist, musst du dir um Isolation keine Sorgen machen. Wichtig ist nur, dass du darauf achtest, dass dein Kind sich schont, bis die Symptome vollständig abgeklungen sind.

Wann du ärztlichen Rat einholen solltest!

Ein Arztbesuch ist bei Ringelröteln selten notwendig, da es keine spezielle Therapie gegen das Virus gibt. Dennoch gibt es Situationen, in denen ein Besuch sinnvoll sein kann, d. h., wenn dein Kind hohes Fieber hat, das länger als drei Tage anhält, oder wenn du unsicher bist, ob es sich wirklich um

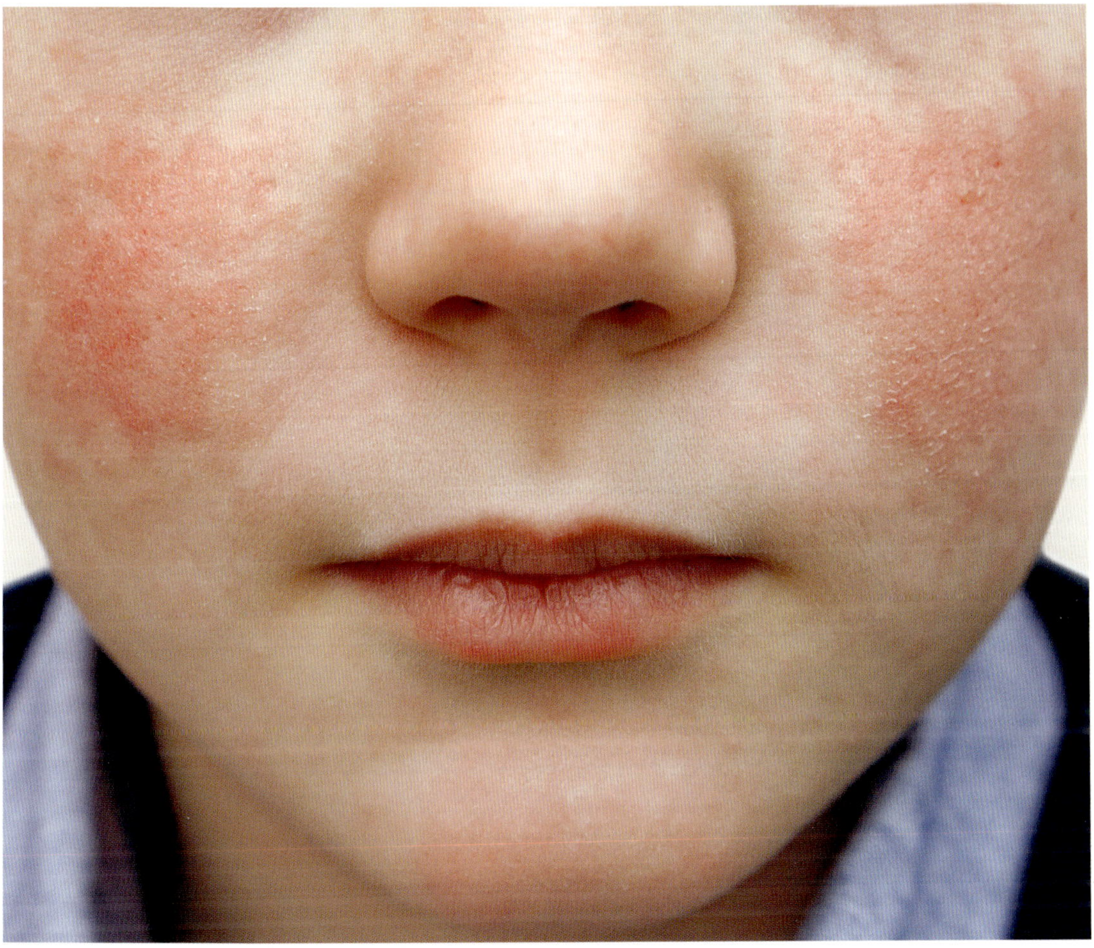

Leuchtend rote Wangen bei Ringelröteln, noch bevor der Ausschlag am Körper beginnt.

Ringelröteln handelt. Der Arzt kann den Ausschlag meist sofort erkennen; Bluttests sind nur in seltenen Fällen nötig, um andere Krankheiten auszuschließen. In Ausnahmefällen können Ringelröteln Gelenkentzündungen (Arthritis) verursachen, die sich durch geschwollene, schmerzhafte Gelenke äußern. Sollte dein Kind solche Beschwerden entwickeln, kann der Arzt entzündungshemmende Medikamente verschreiben. Die Beschwerden verschwinden in der Regel innerhalb weniger Wochen vollständig. Ringelröteln mögen lästig sein, aber sie sind in der Regel ungefährlich und hinterlassen keine bleibenden Schäden.

Vorsicht bei Schwangeren!

Ringelröteln stellen in der Schwangerschaft ein Risiko für das ungeborene Kind dar, da sie beim Fötus schwere Blutarmut auslösen können. In seltenen Fällen entstehen dadurch massive Wassereinlagerungen im gesamten Körper, die lebensbedrohlich sein können.

8.14 Röteln

Eine fast vergessene Kinderkrankheit

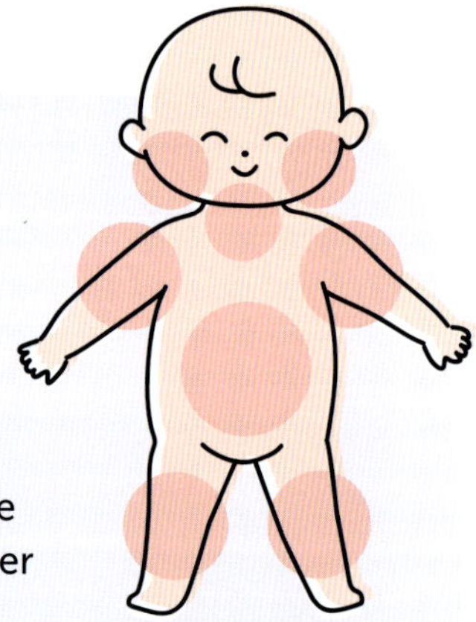

Gehören zu Viren

Röteln sind heutzutage eine echte Seltenheit. Dank der Impfung gehören sie in Deutschland fast der Vergangenheit an. Nur noch wenige Menschen, meist ohne ausreichenden Impfschutz, erkranken an dieser hochansteckenden Viruserkrankung.

Das Rötelnvirus wird über Tröpfcheninfektion übertragen, etwa durch Niesen oder Husten. Besonders betroffen sind Kinder im Kindergarten- und Grundschulalter, da sie viel engen Kontakt zu anderen Kindern haben und so perfekte Bedingungen für die Ausbreitung des Virus herrschen. Die Ansteckungsgefahr bleibt über mehrere Tage nach Auftreten des typischen Hautausschlags bestehen.

Woran erkennst du Röteln?

Röteln beginnen meist harmlos mit leichten Erkältungssymptomen. Typisch sind Schnupfen, Husten und manchmal eine leicht erhöhte Temperatur, die selten über 38,5 Grad steigt. Ein weiteres charakteristisches Anzeichen ist das Anschwellen der Lymphknoten am gesamten Korper, besonders im Halsbereich, in den Achseln und an den Ellenbeugen. Diese fühlen sich fest und druckempfindlich an.

Ein paar Tage nach den ersten Symptomen entwickelt etwa die Hälfte der Kinder einen Ausschlag. Dieser beginnt im Gesicht, ist zart rosafarben und leicht erhaben. Wir Ärzte nennen das makulopapulös. Der Ausschlag breitet sich dann über den Rumpf auf die Arme aus, verblasst nach einigen Tagen und wandert schließlich zu den Beinen. Bei der anderen Hälfte der Kinder bleibt der Ausschlag so unauffällig, dass er gar nicht bemerkt wird.

Was kannst du tun, um zu helfen?

Zum Glück verläuft die Infektion bei Kindern meistens mild. Die üblichen Maßnahmen bei viralen Erkrankungen helfen auch hier, insbesondere viel Ruhe, ausreichendes Trinken und schmerz- sowie fiebersenkende Medikamente, falls nötig. Die Hautpflege kann mit Produkten wie Glycerin oder Panthenol unterstützt werden, um Spannungsgefühle zu lindern.

Den Kontakt zu Schwangeren, Säuglingen oder immungeschwächten Personen solltest du jedoch unbedingt vermeiden, da diese besonders gefährdet sind. Dein Kind sollte isoliert bleiben, bis es vier Tage nach Auftreten des Ausschlags nicht mehr ansteckend ist.

Wann du ärztlichen Rat einholen solltest!

Wenn du dir unsicher bist, ob es sich um Röteln handelt, oder dein Kind ungewöhnlich schwach wirkt, ist ein Besuch beim Arzt sinnvoll. Der Arzt kann die Diagnose durch eine körperliche Untersuchung und gegebenenfalls eine Blutuntersuchung bestätigen, um andere Krankheiten mit ähnlichen Symptomen auszuschließen. Tritt eines der folgenden Symptome auf, solltest du

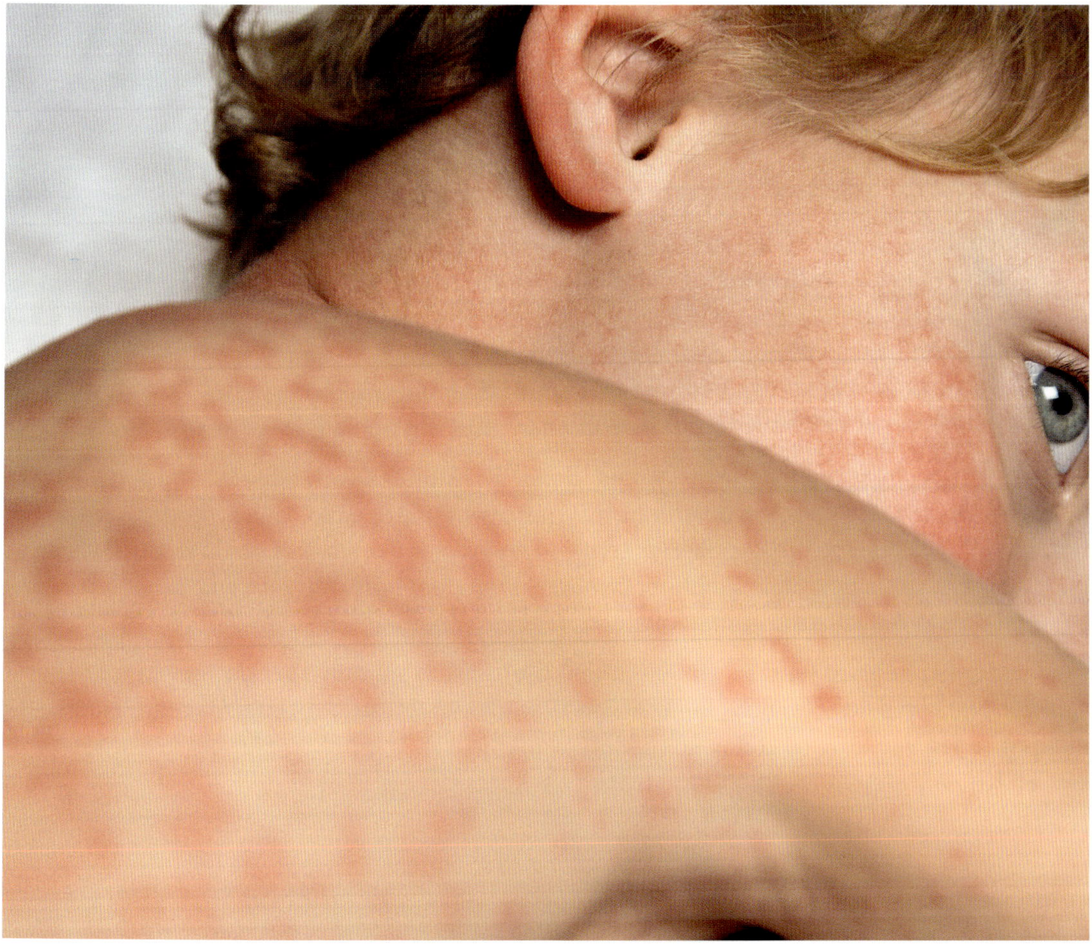

Typisch bei Röteln sind diese kleinen fühlbaren Flecken, die zusammenfließen können.

nicht zögern, medizinische Hilfe zu suchen: starke Gelenkschmerzen (ein Hinweis auf Arthritis), Brustschmerzen oder Herzstolpern (möglicherweise eine Herzmuskelentzündung) sowie neurologische Beschwerden wie starke Kopfschmerzen, Nackensteifigkeit oder Verwirrtheit. Solche Komplikationen sind zwar selten, können aber schwerwiegend sein, besonders bei älteren Kindern oder Erwachsenen.

Schutz durch die Impfung!

Die Kombinationsimpfung gegen Masern, Mumps und Röteln (MMR-Impfung) bietet einen sicheren und effektiven Schutz gegen diese Erkrankung. Sie wird in Deutschland ab dem Alter von einem Jahr empfohlen. Röteln sind besonders gefährlich während der Schwangerschaft, da sie schwere Schäden beim ungeborenen Kind verursachen können.

8.15 Masern

Wenn das Fieber Flecken macht

Es beginnt harmlos, fast unscheinbar. Dein Kind hustet, hat Schnupfen und vielleicht ein wenig Fieber. Doch dann entdeckst du kleine weiße Flecken im Mund, sogenannte Koplik-Flecken. Und plötzlich fügt sich alles zusammen, es könnten Masern sein. Diese hochansteckende Virusinfektion macht vor kaum jemandem halt, der nicht geimpft oder bereits immun ist. Eine Begegnung mit einer infizierten Person reicht aus, um sich anzustecken.

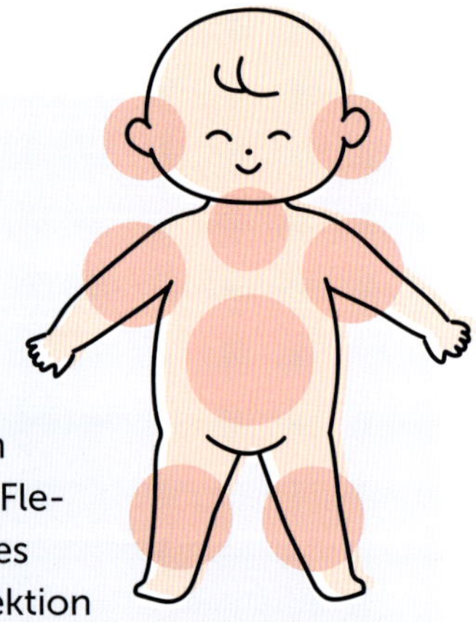

Gehören zu Viren

Masern haben einen zweiphasigen Verlauf, der oftmals dramatisch wirken kann. Die erste Phase startet mit unspezifischen Symptomen wie Husten, Halsschmerzen und Bindehautentzündung. Die Koplik-Flecken, winzige weiße Punkte auf der Wangenschleimhaut, sind das erste deutliche Zeichen. Danach klingt das Fieber kurz ab, nur um mit einem zweiten Schub zurückzukehren, begleitet von einem charakteristischen Ausschlag.

Der Ausschlag beginnt hinter den Ohren und breitet sich schnell über den ganzen Körper aus. Die Flecken sind rot, leicht erhaben und verschmelzen zu größeren Flächen. Nach einigen Tagen verschwindet der Ausschlag wieder in der Reihenfolge, in der er aufgetreten ist. Und mit ihm meist auch das Fieber.

Was kannst du selbst tun?

Masern bringen den ganzen Körper durcheinander. Am besten helfen Ruhe, viel Flüssigkeit und eine symptomatische Behandlung. Fiebersenkende Medikamente wie Paracetamol oder Ibuprofen können helfen, ebenso wie eine gute Hautpflege, um die empfindliche Haut zu beruhigen.

Falls die Augen durch die Bindehautentzündung stark gereizt sind, kann ein abgedunkeltes Zimmer Linderung verschaffen. Das Wichtigste ist, dass dein Kind so lange isoliert werden sollte, bis vier Tage nach Auftreten des Ausschlags keine Ansteckungsgefahr mehr besteht. Vermeide besonders den Kontakt zu Schwangeren, Säuglingen und Menschen mit geschwächtem Immunsystem.

Wann du ärztlichen Rat einholen solltest!

Bei Verdacht auf Masern solltest du unbedingt den Arzt aufsuchen. Dieser erkennt die typischen Anzeichen – Koplik-Flecken, Ausschlag, Fieber – und kann die Diagnose zuverlässig stellen. Da Masern meldepflichtig sind, wird er außerdem die Gesundheitsbehörden informieren. Es gibt keine spezifische Behandlung gegen das Masernvirus, daher konzentriert sich die Therapie auf die Linderung der Symptome. Achte aber unbedingt auf mögliche Komplikationen wie anhaltend hohes Fieber, Atemnot, starke Kopfschmerzen oder Krampfanfälle. Sie können Anzeichen für eine Hirnhautentzündung oder Lungenentzündung sein, die sofort behandelt werden müssen. Am besten schützt du dein Kind, indem du Masern gar nicht erst zulässt. Die Masernimpfung ist ein sicherer und effektiver Schutz.

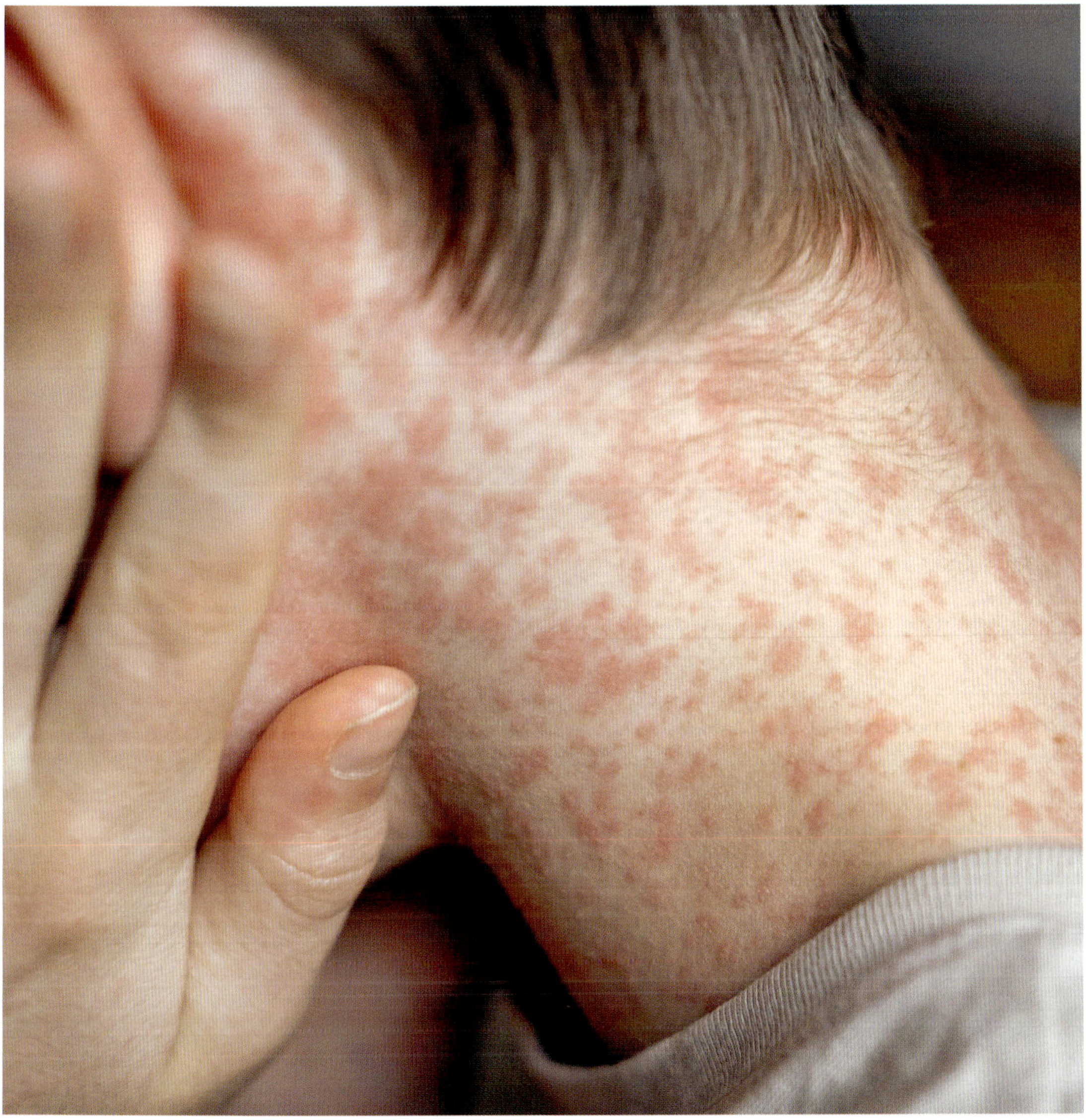

Masern zeigen sich mit dicht stehenden Flecken, besonders gut sichtbar hinter den Ohren.

Schutz durch die Impfung!

Die Masernimpfung ist sicher, effektiv und schützt dein Kind vor schweren Komplikationen wie Hirnhaut- oder Lungenentzündung. Zwei Dosen sind nötig, um einen vollständigen Schutz zu gewährleisten. Ungeimpfte Kinder setzen sich unnötigen Risiken aus, denn Masern schwächen das Immunsystem und können bleibende Schäden hinterlassen. Mit der Impfung schützt du nicht nur dein Kind, sondern auch andere, z. B. Säuglinge oder Menschen mit geschwächtem Immunsystem, die keine Impfung erhalten können – ein kleiner Pieks, der großes Leid verhindern kann.

8.16 COVID-Zehen

Die Folgen von Corona

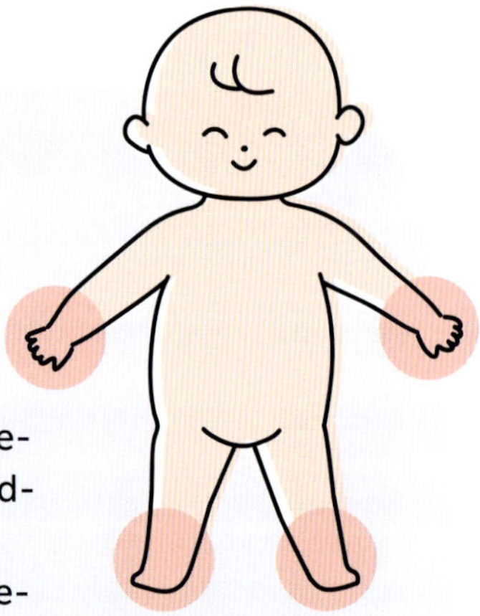

Gehören zu Viren

Ein recht neues Phänomen, das erstmals während der Corona-Pandemie entdeckt wurde, sind sogenannten COVID-Zehen. Diese entzündlichen Hautveränderungen treten besonders häufig bei Kindern und Jugendlichen auf, meist einige Wochen nach einer milden oder unbemerkten COVID-19-Infektion.

Ursache ist eine Entzündung der kleinen Blutgefäße, in der Fachsprache Endothelitis genannt. Stelle es dir vor wie eine Reaktion des Immunsystems, das die Gefäße schützen möchte, dabei aber etwas über das Ziel hinausschießt.

Wie erkennst du COVID-Zehen?

COVID-Zehen zeigen sich durch rötlich-violette Flecken oder Plaques, die sich meist an den Zehen, seltener an den Fingern, bemerkbar machen. Diese Stellen können geschwollen sein, manchmal entstehen auch kleine Bläschen oder größere Blasen. Manche Kinder berichten über Juckreiz, andere über Schmerzen, und manchmal sind die Flecken einfach da, ohne Beschwerden zu verursachen. Die Veränderungen können variieren, haben aber eines gemeinsam. Sie sind ein Zeichen dafür, dass der Körper nach einer COVID-19-Infektion reagiert.

Auch wenn die Zehen ungewohnt aussehen und COVID die Ursache ist, musst du dir keine Sorgen wegen einer Ansteckung machen, denn die Hautveränderungen selbst sind nicht ansteckend.

Was kannst du selbst tun?

Zum Glück verschwinden COVID-Zehen in den meisten Fällen von selbst, auch wenn es einige Wochen dauern kann. Währenddessen kannst du deinem Kind helfen, die Beschwerden zu lindern. Halte die betroffenen Stellen warm, aber ohne extreme Hitze, eine gemütliche Socke ist ausreichend. Vermeide Druck auf die Zehen, indem du darauf achtest, dass Schuhe und Socken bequem und locker sitzen. Sollten Schmerzen auftreten, kannst du deinem Kind kindgerechte Schmerzmittel wie Paracetamol oder Ibuprofen geben. Bei Juckreiz helfen Pflegeprodukte mit Polidocanol, die beruhigend wirken.

Wenn der Juckreiz sehr stark ist, kann die Einnahme von Antihistaminika Abhilfe schaffen. Diese Medikamente sind in den meisten Fällen gut verträglich und helfen deinem Kind, sich wohler zu fühlen.

Auch milde, pflegende Cremes mit Panthenol oder Gylcerin können helfen, die Haut zu beruhigen und die Regeneration zu unterstützen. Die betroffenen Stellen solltest du regelmäßig kontrollieren, um Veränderungen frühzeitig zu erkennen.

Wann du ärztlichen Rat einholen solltest!

Die meisten Fälle von COVID-Zehen sind harmlos und heilen von selbst ab. Du solltest jedoch einen

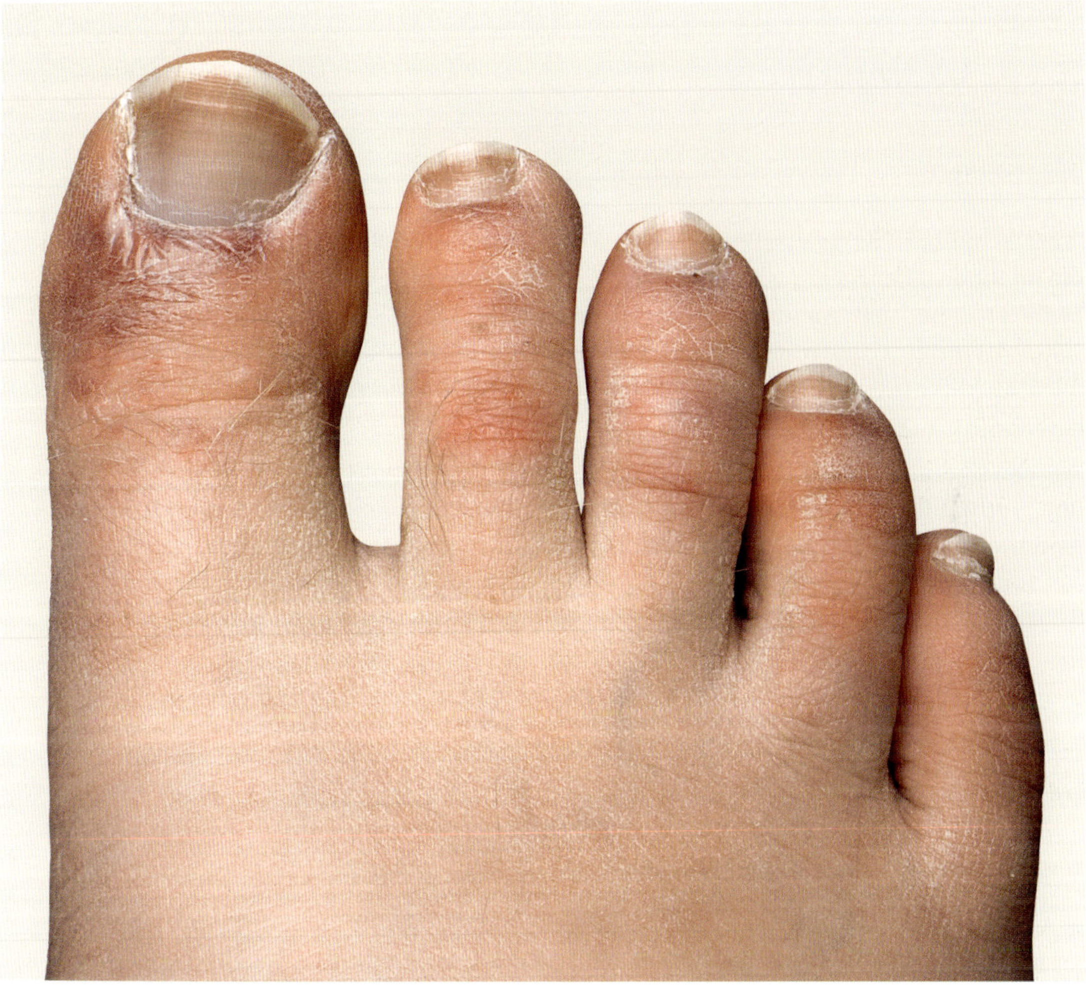

Klassische blau-rötliche Flecken am Nagelrand und seitlich am Großzeh sowie über den Gelenken der angrenzenden Zehen.

Arzt aufsuchen, wenn dein Kind starke Schmerzen hat, die sich nicht lindern lassen, oder wenn große Blasen aufgehen und die Hautbarriere verletzen. Auch wenn die Symptome länger als ein bis zwei Monate bestehen oder sich verschlechtern, ist ärztlicher Rat notwendig. Die Diagnose erfolgt meist durch einen Blick auf die betroffenen Stellen, insbesondere wenn eine vorherige COVID-19-Infektion bekannt ist. In seltenen Fällen kann eine Hautprobe entnommen werden, um andere Ursachen auszuschließen. Bei Bedarf wird der Arzt eine stärkere Kortisoncreme verschreiben, um die Heilung zu unterstützen.

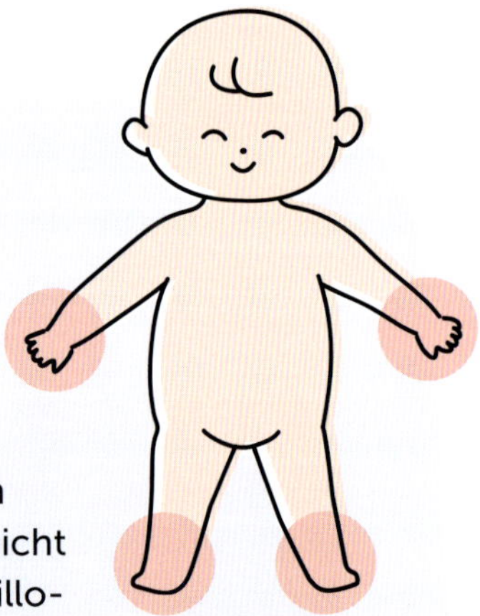

8.17 Warzen

Winzige Viren, hartnäckige Begleiter

Warzen gehören zu den lästigen, aber harmlosen Hautproblemen, die im Kindesalter häufig auftreten. Fast jedes dritte Kind hat bis zum zwölften Lebensjahr mindestens einmal eine Warze. Diese kleinen, nicht selten störenden Hautwucherungen werden durch das humane Papillomavirus (HPV) verursacht – ein Virus, das über winzige Hautverletzungen in den Körper gelangt.

Warzen sind ansteckend, und das Virus kann durch direkten Hautkontakt oder über virushaltige Hautschuppen auf Oberflächen wie Schwimmbadböden oder Turnhallenmatten übertragen werden. Besonders gefährdet sind Hände und Füße, da sie ständig mit solchen Oberflächen in Kontakt kommen. Und auch wenn Warzen lästig sind und ihre Behandlung viel Geduld erfordert, sie sind in den meisten Fällen völlig ungefährlich.

Wie erkennst du Warzen?

Warzen fallen durch ihre raue, unebene Oberfläche auf, die manchmal an einen kleinen Blumenkohl erinnert. Sie können einzeln, in Gruppen oder sogar zu einem großen Beet zusammengewachsen auftreten. Typisch sind die kleinen schwarzen Punkte in der Warze, die in vielen Fällen fälschlicherweise für die Viren selbst gehalten werden. In Wirklichkeit sind es winzige Einblutungen aus den oberflächlichen Blutgefäßen, quasi ein Nebenprodukt des Drucks, der innerhalb der Warze entsteht. An den Füßen können Warzen durch das Körpergewicht nach innen wachsen, was sie mit der Zeit schmerzhaft machen kann. Besonders lästig werden sie dann beim Laufen oder Stehen.

Was kannst du selbst tun?

Die gute Nachricht ist, dass viele Warzen von selbst verschwinden, wenn das Immunsystem deines Kindes sie nach und nach bekämpft. Bis zu 60 % der Warzen heilen innerhalb von zwei Jahren ohne Behandlung ab. Geduld ist der beste Ansatz, wenn die Warze nicht stört.

Wenn du dich für eine Behandlung entscheidest, ist Salicylsäure ein bewährtes Mittel. Sie hilft, die Hornschicht der Warze aufzuweichen und schrittweise zu entfernen. Besonders praktisch für Kinder sind Pflaster mit Salicylsäure (z. B. Guttaplast®), die zwei Nächte hintereinander direkt auf die Warze geklebt werden. Danach kannst du die aufgeweichte Hornschicht nach einem warmen Bad vorsichtig mit einer Schere oder Feile abtragen. Wiederhole diesen Vorgang regelmäßig, bis die Warze verschwindet.

Um die umliegende gesunde Haut zu schützen, kannst du Zinkpaste um die Warze herum auftragen. Diese hilft auch, falls die Haut versehentlich gereizt wurde. Salicylsäure sollte bei Kindern unter zwei Jahren nur sehr sparsam angewendet werden und großflächige Anwendungen sind generell zu vermeiden.

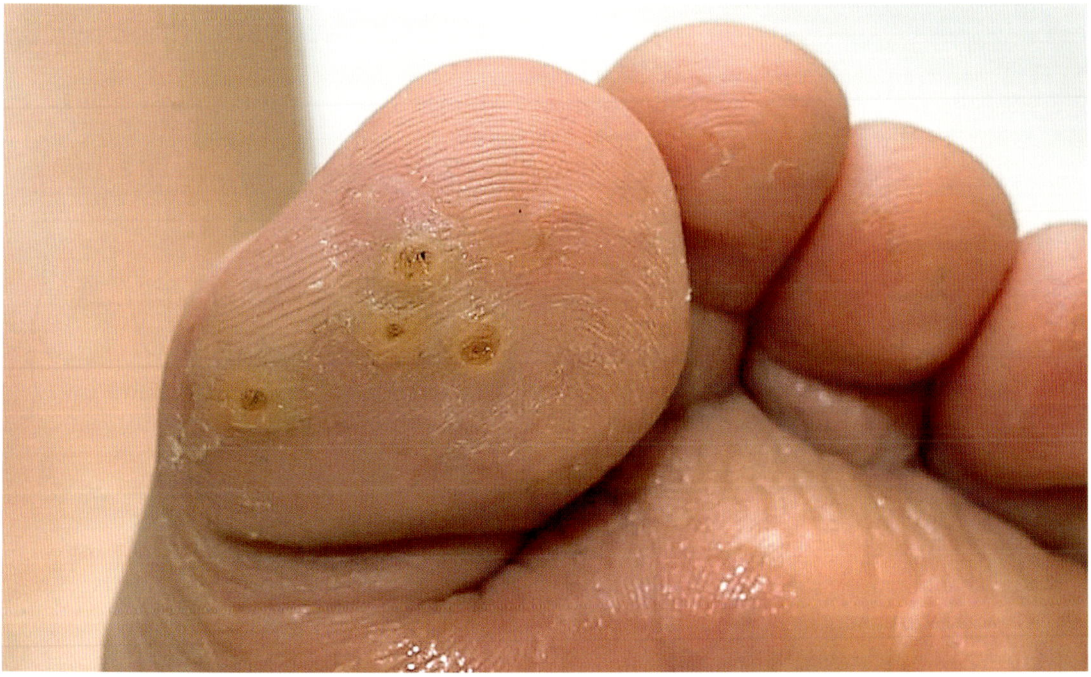

Dornwarzen mit mehreren kleinen, punktförmigen, gelblichen Verhornungen und zentralen schwarzen (Einblutungs-)Pünktchen als typische Merkmale.

Neben der Behandlung ist Vorbeugung der beste Schutz. In öffentlichen Schwimmbädern oder Duschen können Badeschuhe verhindern, dass die Viren überhaupt an die Haut gelangen. Auch eine gute Hautpflege hilft, die Hautbarriere intakt zu halten und Infektionen zu vermeiden.

Wann du ärztlichen Rat einholen solltest!

Manchmal ist professionelle Hilfe nötig, besonders wenn Warzen hartnäckig sind oder sich in empfindlichen Bereichen wie der Nähe des Nagels befinden. Warzen, die das Nagelbett betreffen, können das Nagelwachstum dauerhaft stören – ein Problem, das du sicher vermeiden möchtest. In der Arztpraxis stehen stärkere Behandlungsoptionen zur Verfügung, wie beispielsweise die vom Arzt verschriebene Kombination aus Salicylsäure und 5-FU. Diese verhindert das Wachstum der Hornhaut und greift das Virus an. Die Methode ist besonders effektiv, erfordert jedoch viel Aufmerksamkeit, da die Lösung zweimal täglich aufgetragen und die Lackreste vor jeder neuen Anwendung entfernt werden müssen.

Eine weitere Möglichkeit ist die Kryotherapie, bei der die Warze mit flüssigem Stickstoff vereist wird. Dadurch sterben die betroffenen Hautzellen ab. Diese Methode ist schnell und effektiv, muss jedoch je nach Größe und Lage der Warze alle drei bis vier Wochen wiederholt werden. In seltenen Fällen kann die Warze nach der Behandlung zurückkehren, was einen erneuten Therapiezyklus erforderlich macht. Eine Kombination mit Salicylsäure oder anderen auftragbaren Substanzen kann die Abheilung beschleunigen und die Rückfallrate reduzieren. Operationen sind bei Kindern die letzte Option, da sie das Risiko von Narbenbildung und anderen langfristigen Problemen wie Haltungsschäden durch anhaltende schmerzbedingte Fehlbelastung mit sich bringen. Setze daher zuerst auf die konservativen Methoden, auch wenn sie Geduld und Ausdauer erfordern.

8.18 Windpocken

Von Pünktchen bis zur Abheilung

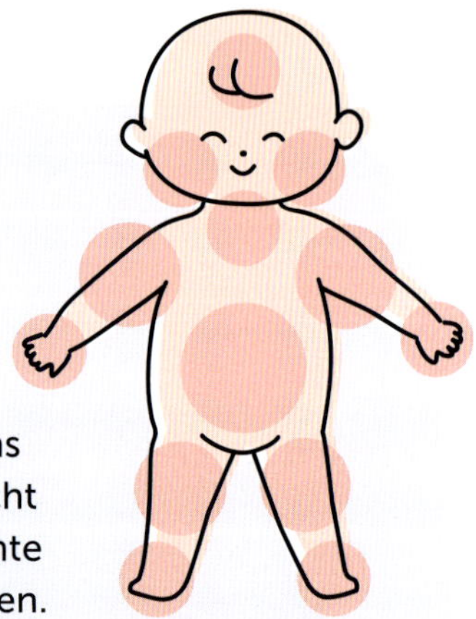
Gehören zu Viren

Windpocken sind eine hochansteckende Virusinfektion, die durch das Varizella-Zoster-Virus, ein Mitglied der Herpesvirus-Familie, verursacht wird. Die Übertragung erfolgt hauptsächlich über die uns gut bekannte Tröpfcheninfektion und auch durch direkten Kontakt mit den Bläschen. Eigentlich infiziert sich fast jeder, der mit dem Virus in Kontakt kommt, wenn er nicht geimpft ist oder die Krankheit schon durchgemacht hat.

Windpocken äußern sich durch einen stark juckenden Hautausschlag, begleitet von kleinen Bläschen, die sich über den ganzen Körper ausbreiten können. Besonders betroffen sind vor allem Kinder bis zum 10. Lebensjahr, bei denen die Erkrankung meistens harmlos verläuft.Bei Jugendlichen und Erwachsenen kann die Infektion jedoch schwerwiegender sein und zu Komplikationen führen. Zum Glück gibt es die Impfung, die Windpockenfälle heutzutage selten macht.

Wie erkennst du Windpocken?

Die ersten Anzeichen der Windpocken sind unscheinbar, kleine rote Flecken, die sich innerhalb kurzer Zeit zu juckenden, mit Flüssigkeit gefüllten Bläschen entwickeln. Der Ausschlag beginnt meist auf der Kopfhaut und im Gesicht und breitet sich dann über den ganzen Körper aus. Selbst die Mundschleimhaut, Handflächen und Fußsohlen können betroffen sein, Bereiche, die bei anderen Infektionen meistens verschont bleiben.

Typisch für Windpocken ist das sogenannte polymorphe Exanthem, bei dem verschiedene Stadien der Hautveränderung gleichzeitig zu sehen sind. Neben roten Flecken, Bläschen und bereits verkrustete Stellen treten typischerweise Fieber, Abgeschlagenheit, Müdigkeit und allgemeines Unwohlsein auf. Bei manchen Kindern kommen auch Kopfschmerzen dazu, was den Eindruck einer typischen Virusinfektion verstärken kann.

Was kannst du selbst tun?

Der Juckreiz bei Windpocken ist das größte Problem, sowohl für Kinder als auch für uns Eltern.

Damit dein Kind nicht ständig kratzt, hilft es, die Fingernägel möglichst kurz zu halten. So lässt sich das Risiko für Hautverletzungen und Narbenbildung minimieren. Für die Nacht können dünne Baumwollhandschuhe eine gute Idee sein, besonders bei kleineren Kindern, die den Juckreiz kaum kontrollieren können. Eine kühl gelagerte, juckreizlindernde Lotion wie Tannosynt® Lotio oder Anaesthesulf® Lotio kann die Bläschen austrocknen und den Juckreiz mildern.

Ist die Haut zusätzlich sehr trocken, kann ein Produkt wie PoxClin® Cool Mousse helfen, das sowohl pflegend als auch juckreizstillend wirkt. Es spart dir den Einsatz mehrerer Cremes. Wenn der Juckreiz besonders hartnäckig ist, kann ein Antihistaminikum die Beschwerden lindern. Abends vor dem Schlafengehen verabreicht, hilft es nicht nur gegen das Kratzen, sondern beruhigt dein Kind auch zusätzlich. Achte außerdem darauf, dass die Haut heilen kann, indem du abends eine leichte, feuchtigkeitsspendende Creme aufträgst, sobald die Bläschen verkrustet sind. Falls Fieber oder andere Allgemeinsymptome wie Kopf- und Gliederschmerzen auftreten, helfen kindgerechte Schmerzmittel wie Paracetamol oder Ibuprofen.

Wann du ärztlichen Rat einholen solltest!

In den meisten Fällen verlaufen Windpocken unkompliziert, und eine symptomatische Behandlung reicht aus. Dennoch solltest du den Arzt informieren, da Windpocken meldepflichtig sind und der Arzt dir genaue Anweisungen zur Isolationszeit geben kann. In der Regel darf dein Kind wieder unter Menschen, sobald alle Bläschen verkrustet sind, was etwa eine Woche dauert.

Ein Arztbesuch ist besonders wichtig, wenn dein Kind zur Risikogruppe gehört. Dazu zählen Säuglinge, Jugendliche, Erwachsene, Menschen mit geschwächtem Immunsystem oder Kinder mit anhaltendem Fieber und schwerem Krankheitsgefühl. In solchen Fällen können Windpocken zu ernsten Komplikationen wie Gehirn-, Lungen- oder Herzmuskelentzündungen führen. Der Arzt kann in diesen Fällen Aciclovir® verschreiben, um den Verlauf der Infektion abzumildern.

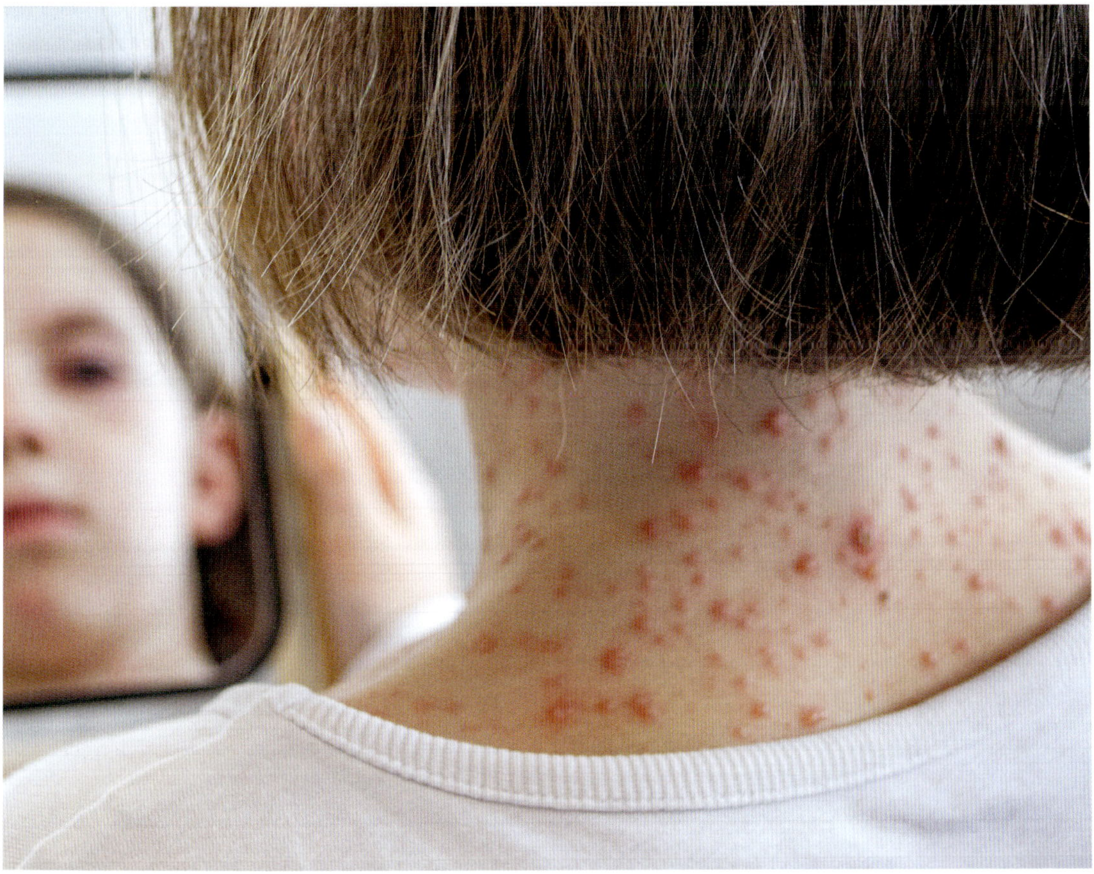

Unverwechselbares Bild von Windpocken mit gleichzeitigem Vorhandensein roter Flecken, Knoten und einzelnen Bläschen.

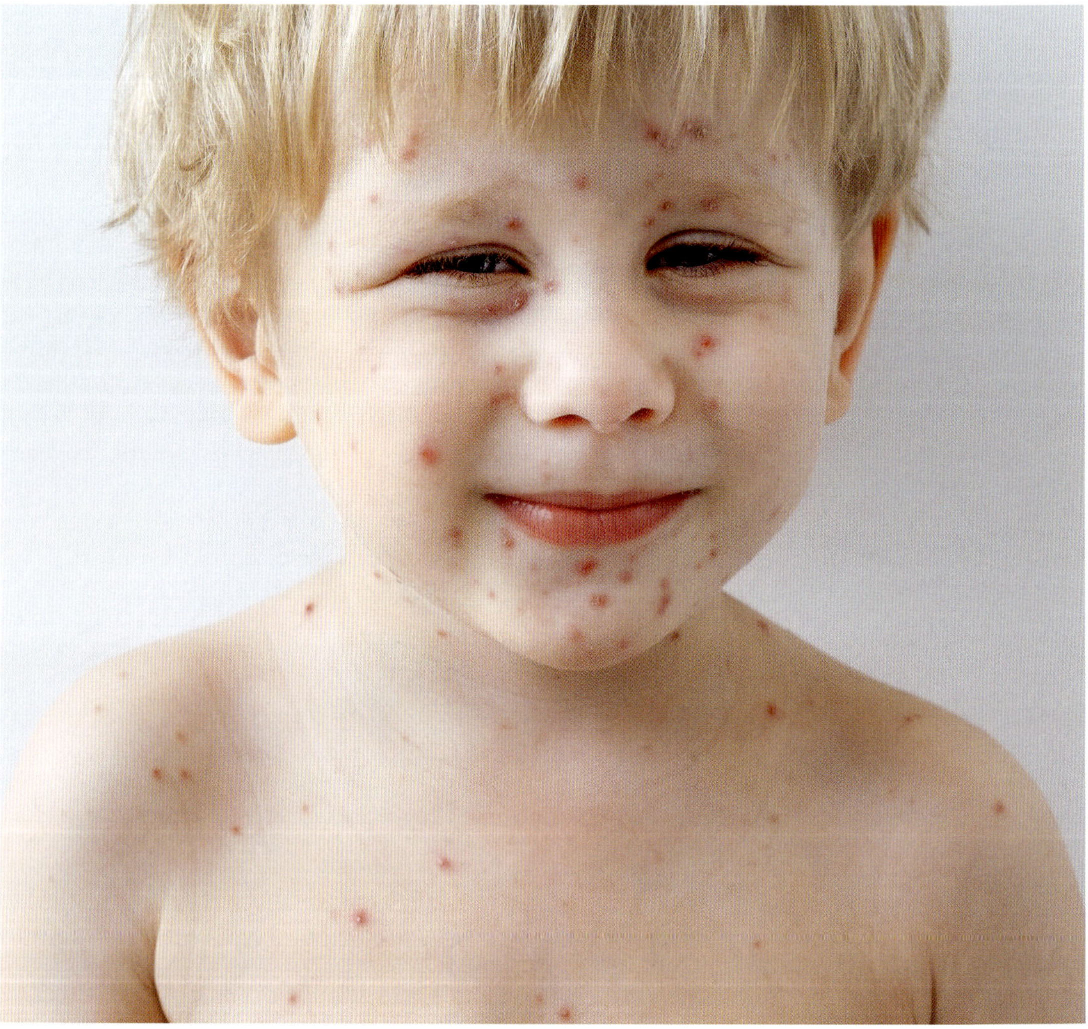

Windpocken im Gesicht, wie es nahezu immer vorkommt.

Gib deinem Kind niemals Aspirin! Lass es impfen!

In Verbindung mit Windpocken kann Aspirin das sogenannte Reye-Syndrom auslösen, eine seltene, aber gefährliche Erkrankung, die Leber und Gehirn schädigen kann.

Die Impfung gegen Windpocken ist eine sinnvolle Maßnahme, um diese Erkrankung und ihre Komplikationen zu verhindern. Sie wird für alle Kinder empfohlen und hat dazu beigetragen, dass Windpockenfälle seltener und meist milder verlaufen. Selbst wenn geimpfte Kinder erkranken, ist die Symptomatik deutlich abgeschwächt. Die Impfung schützt nicht nur vor Windpocken, sondern senkt auch das Risiko einer späteren Gürtelrose, da das Virus im Körper „ruhiggestellt" wird.

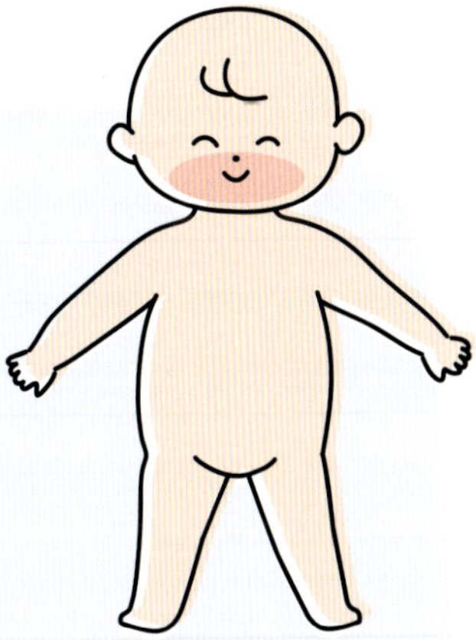

8.19 Herpes simplex

Kribbeln in der Lippe

Du kennst es vielleicht selbst, dieses unangenehme Kribbeln an der Lippe, gefolgt von schmerzhaften Bläschen, die plötzlich auftauchen und uns unangenehm überraschen. Verantwortlich dafür ist das Herpes-simplex-Virus, ein unauffälliger, aber hartnäckiger Mitbewohner in unserem Körper. Es gibt zwei Typen: HSV-1, der meist Lippenherpes verursacht, und HSV-2, der für Genitalherpes verantwortlich ist.

Gehört zu Viren

Nach der ersten Infektion zieht sich das Virus in die Nervenzellen zurück und bleibt dort lebenslang. Es lauert still, wartet auf Stress, eine Erkältung oder andere Schwächen des Immunsystems, um wieder aktiv zu werden. Solche Rückfälle, Rezidive genannt, verlaufen bei HSV-1 milder als bei HSV-2 und werden mit der Zeit seltener, bis sie letztlich ganz ausbleiben.

Zum Glück ist das Herpesvirus empfindlich. Es verträgt weder Austrocknung noch Desinfektionsmittel und stirbt schnell ab, wenn es von der Hautoberfläche entfernt wird. Eine intakte Haut ist der beste Schutz, denn das Virus kann nur durch kleine Verletzungen eindringen, nicht durch gesunde, unversehrte Haut.

Wie erkennst du Herpes?

Die Erstinfektion mit Herpes simplex verläuft meistens so unauffällig, dass du sie gar nicht bemerkst. Man nennt das eine stumme Infektion. Wenn Symptome auftreten, können sie von mild bis stark reichen. Bei den meisten Kindern äußert sich die Infektion durch kleine, schmerzhafte Bläschen an den Lippen und der umliegenden Haut. Die Bläschen sind mit Flüssigkeit gefüllt, platzen nach einigen Tagen auf, verkrusten und heilen schließlich ab.

In schweren Fällen kommt es zu Fieber, geschwollenen Lymphknoten und einem allgemeinen Krankheitsgefühl. Besonders betroffen ist die Mundschleimhaut. Dort bilden sich schmerzhafte Bläschen, die zu kleinen Geschwüren werden können. Diese machen das Essen und Trinken für Kinder unangenehm, und der daraus resultierende Mundgeruch sorgt für zusätzlichen Stress.

Nach der Erstinfektion bleibt das Virus im Körper und kann später wieder ausbrechen. Diese Rückfälle sind in der Regel milder. Dein Kind spürt vielleicht ein leichtes Kribbeln oder ein Spannungsgefühl, bevor kleinere Bläschen an den gleichen Stellen auftreten wie zuvor. Die Symptome sind meist weniger ausgeprägt und heilen schneller ab.

Was kannst du selbst tun?

Wenn dein Kind von Herpes betroffen ist, gibt es ein paar Dinge, die du tun kannst, um ihm zu helfen. Du kannst die Bläschen mit Zinkpaste oder Tamol® (z. B. Tannosynt®) Lotio behandeln. Diese Mittel helfen, die Flüssigkeit in den Bläschen auszutrocknen, sodass die Haut schneller abheilt.

Sobald die Bläschen verkrustet sind, unterstützen fetthaltige Salben den Heilungsprozess und schützen die umliegende Haut. Ist die Mundschleimhaut betroffen und besonders schmerzhaft, können entzündungshemmende und betäubende Gele wie InfectoGingi® helfen, die Beschwerden zu lindern. Antivirale Cremes aus der Apotheke wie Aciclovir® können die Dauer eines Ausbruchs verkürzen, meist jedoch nur um maximal einen Tag. Sie sind deshalb nicht zwingend erforderlich.

Viel wichtiger ist die Hygiene. Wasche dir und deinem Kind regelmäßig die Hände, vor allem nach dem Berühren der Bläschen, und vermeide engen Kontakt wie Küssen oder Kuscheln, solange die Bläschen sichtbar sind. Sobald die Haut vollständig abgeheilt ist, besteht keine Ansteckungsgefahr mehr.

Wann du ärztlichen Rat einholen solltest!

Wenn die Symptome besonders schwer ausfallen, solltest du einen Arzt aufsuchen. Bei Fieber, stark geschwollenen Lymphknoten oder schmerzhaften Bläschen im Mundbereich kann der Arzt ein antivirales Medikament wie Aciclovir® verschreiben, um die Beschwerden zu lindern. Auch bei häufigen Rückfällen, z. B. mehr als sechs Mal im Jahr, ist ein Arztbesuch sinnvoll. In solchen Fällen kann eine prophylaktische Therapie helfen, die Ausbrüche zu verringern. Besonders bei starken Rückfällen wird Aciclovir® in niedriger Dosierung über einen längeren Zeitraum eingesetzt, um die Häufigkeit der Ausbrüche zu reduzieren. Herpes simplex mag lästig sein, doch mit der richtigen Pflege und etwas Geduld heilt ein Ausbruch in der Regel innerhalb von ein bis zwei Wochen ab. Und die gute Nachricht lautet: Je länger das Virus im Körper ist, desto seltener meldet es sich, bis es irgendwann ganz vergessen ist.

Genitalherpes

Genitalherpes wird meist durch den Typ-2-Herpesvirus beim Geschlechtsverkehr übertragen und tritt bei Kindern nur selten auf. In Ausnahmefällen kann eine Übertragung des Typ-1-Herpesvirus in den Genitalbereich erfolgen, etwa durch kleine Kinderhände, die zuvor mit Herpesbläschen in Kontakt waren.

Beim Windelwechsel ist daher besondere Vorsicht geboten, um eine Übertragung von der Mundschleimhaut auf den Genitalbereich zu vermeiden. Die Symptome ähneln denen im Mund und reichen von einzelnen Bläschen bis hin zu schweren Infektionen mit Fieber.

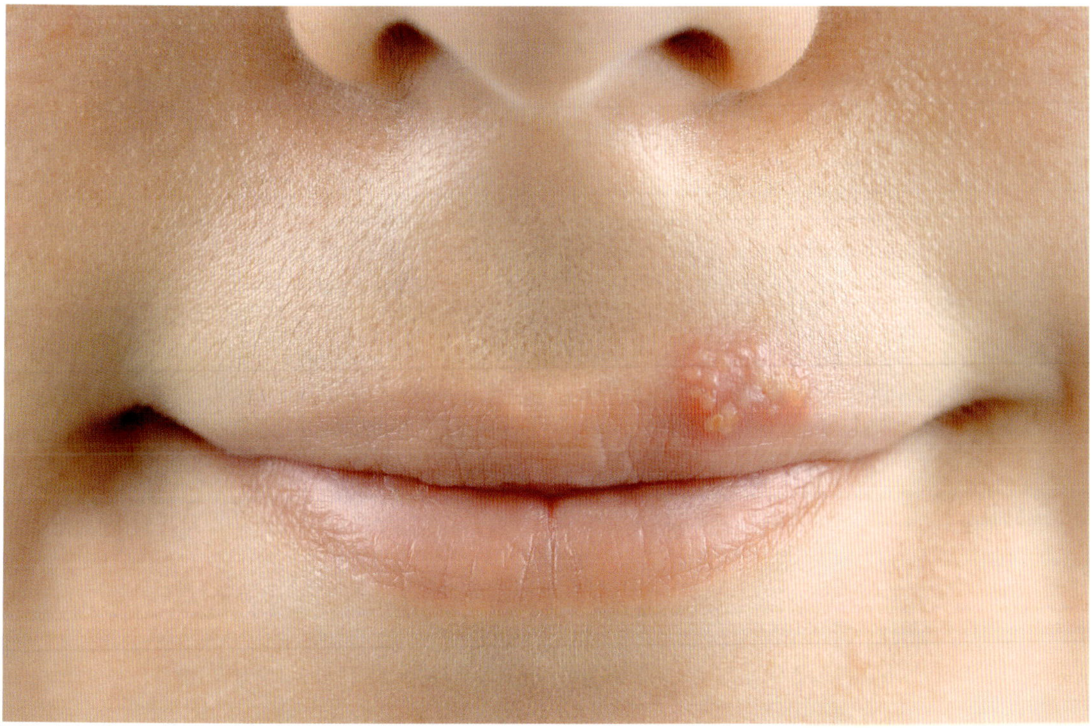

Frühes Herpesstadium mit kleinen, gruppierten Bläschen auf geröteter Haut.

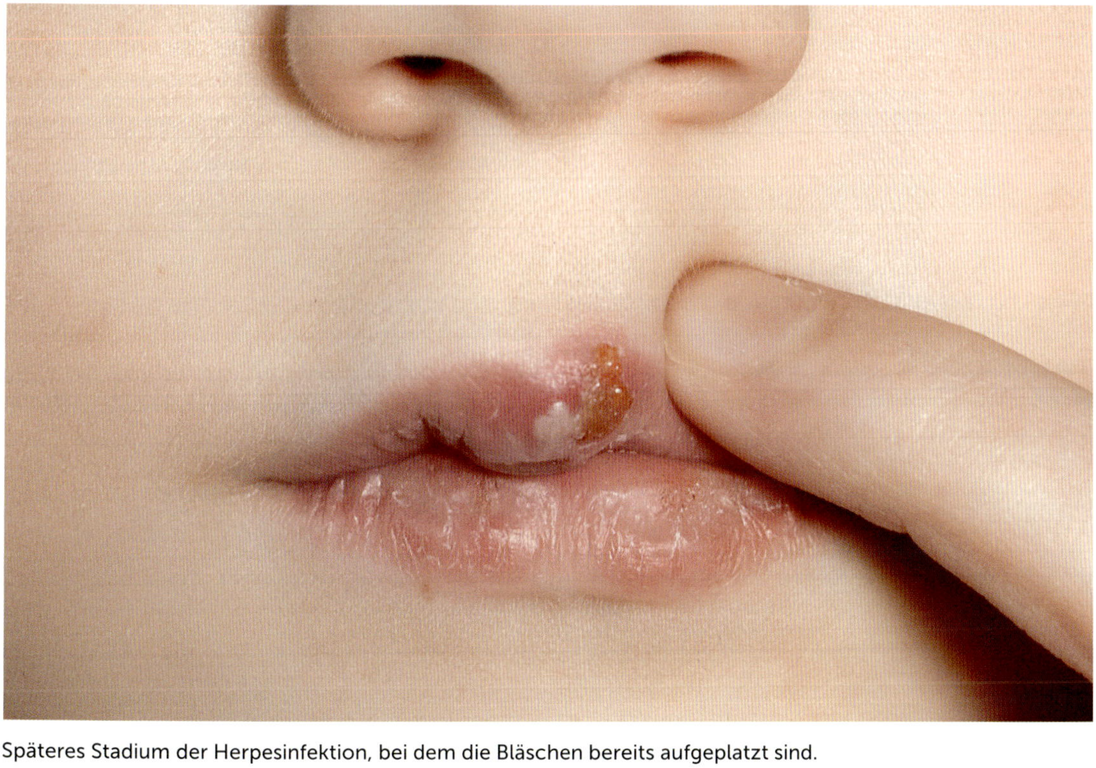

Späteres Stadium der Herpesinfektion, bei dem die Bläschen bereits aufgeplatzt sind.

8.20 Pilzinfektion der Haut

Nicht immer vermeidbar bei Kindern

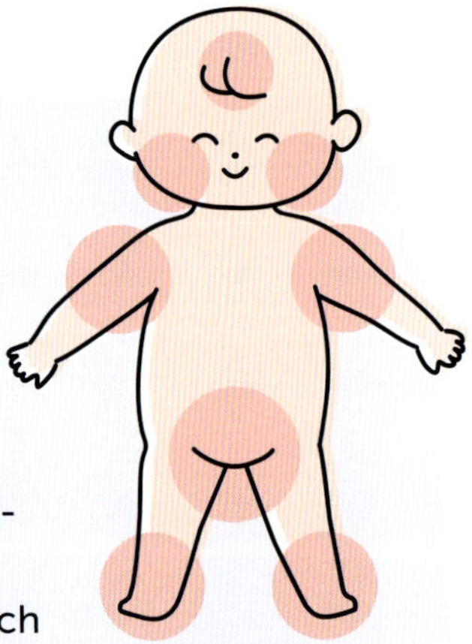

Pilze sind echte Alleskönner. Sie wachsen auf Bäumen, im Wald und, vielleicht überraschend, auch auf der Haut. Das klingt erstmal beängstigend, doch Pilze auf der Haut sind nichts Ungewöhnliches und entstehen nicht einfach so. Sie brauchen besondere Bedingungen, um sich auszubreiten. Dies sind winzige Hautverletzungen oder Schwachstellen, kombiniert mit einer warmen und feuchten Umgebung.

Pilze finden auf vielen Wegen ihren Weg zur Haut. Tiere wie Katzen, Kaninchen oder Meerschweinchen können Pilzsporen tragen, die bei Kontakt mit der Haut übertragen werden. Besonders bei streunenden Katzen, die im Urlaub zum Streicheln einladen, lauert eine unsichtbare Gefahr. Auch von Mensch zu Mensch kann eine Übertragung stattfinden, z. B. durch engen Hautkontakt.

Indirekte Wege spielen ebenfalls eine Rolle. Hautschuppen, die Pilzsporen enthalten, können an Gegenständen wie Handtüchern, Bürsten oder Kleidung haften. Besonders tückisch sind feuchte Gemeinschaftsbereiche wie Schwimmbäder oder Duschen. Dort fühlen sich Pilze sehr wohl und können schnell auf die barfüßig laufenden Kinder übertragen werden.

Woran erkennst du eine Pilzinfektion?

Eine Pilzinfektion auf der Haut zeigt sich typischerweise als kreisrunde, schuppende und entzündlich gerötete Stelle mit einem erhabenen Rand und blasser Mitte. Eine Ausnahme stellt die Infektion zwischen den Zehen dar, wo die Haut weißlich aufgeweicht aussehen kann, sowie an den Nägeln, die trüb, gelb verfärbt und bröckelig werden können.

Was kannst du selbst tun?

Wenn es nur kleine Herde sind, kannst du die Behandlung selbst zu Hause übernehmen. Dafür kannst du eine antimykotische Creme, wie z. B. Canesten® Creme, zweimal täglich oder Bifon® Creme einmal täglich, auf die betroffenen Stellen auftragen. Wichtig ist, dass du die Behandlung konsequent bis mindestens 21 Tage nach dem vollständigen Abheilen der Hautveränderungen fortsetzt. Pilze bilden Sporen, und wenn du zu früh aufhörst, können diese überleben, und es kommt zu einem Rückfall. Achte darauf, dass dein Kind bei einer Fußpilzinfektion keine engen Schuhe oder feuchte Socken trägt, da Feuchtigkeit das Wachstum der Pilze fördert. Wechsle täglich die Socken, desinfiziere die Schuhe, wasche die Füße gründlich und trockne insbesondere die Zehenzwischenräume nach dem Baden oder Duschen sorgfältig ab.

Vermeide außerdem, dass dein Kind barfuß läuft – ob zu Hause, im Schwimmbad oder in anderen Gemeinschaftsbereichen. Bettwäsche und Handtücher sollten nicht geteilt werden. Wasche diese, ebenso wie die Kleidung, regelmäßig bei hohen Temperaturen, um Pilzsporen sicher zu entfernen. Bis die Infektion vollständig abgeheilt ist, sollten auch enge Kuscheleinheiten mit anderen Kindern vermieden werden. Wenn die Infektion durch den Kontakt mit einem Haustier entstanden ist, muss auch das Tier behandelt werden, selbst wenn es keine sichtbaren Symptome zeigt. So verhinderst du, dass sich die Pilzsporen erneut ausbreiten und die Heilung gestört wird. Nur mit diesen Maßnahmen kann die Haut vollständig abheilen.

Wann du ärztlichen Rat einholen solltest!

Wenn die Pilzinfektion großflächig oder an mehreren Stellen auftritt, stark entzündet ist, nicht abheilt oder die Nägel betroffen sind, solltest du unbedingt einen Arzt aufsuchen. Dieser wird die passende Behandlung einleiten, die eine Creme oder in schwereren Fällen eine Kombination aus Creme und Tabletten bzw. Saft umfasst, um die Pilze abzutöten und eine erneute Infektion zu verhindern.

Pilzinfektion der Kopfhaut – ein Sonderfall

Eine Infektion der Kopfhaut wird ebenfalls über Tiere, Menschen und Gegenstände übertragen, hat aber einige Besonderheiten. Sie ist hoch ansteckend, benötigt keine verletzte Haut, um einzudringen und sollte immer von einem Arzt gesehen und behandelt werden.

Auf der Kopfhaut zeigt sich der Pilz durch rote, rundliche, schuppende Hautstellen, häufig mit unregelmäßig abgebrochenen Haaren, als hätte jemand die Wiese schlecht gemäht, oder sogar durch kahle Bereiche, an denen die Haare ganz ausgefallen sind. Manchmal bilden sich entzündliche Knoten, die einem Abszess ähneln und leider in vielen Fällen von fachfremden Ärzten operiert werden. Das kann die Infektion verschlimmern und das Risiko für bleibenden Haarverlust erhöhen. Wende dich unbedingt an einen Hautarzt oder erfahrenen Kinderarzt, denn dein Kind benötigt eine gezielte Therapie, um einen dauerhaften Haarverlust zu vermeiden. Meist wird eine Kombination aus Tabletten bzw. Saft, Shampoo und Creme verordnet.

Bei Pilzen, die von Mensch zu Mensch übertragen werden, ist es außerdem wichtig, dass alle Kontaktpersonen mit einer Creme behandelt werden, auch wenn sie keine Symptome zeigen. So lässt sich die Ansteckung effektiv eindämmen. Zusätzlich solltest du persönliche Gegenstände wie Kämme, Mützen, Handtücher und Bettwäsche gründlich reinigen und darauf achten, dass sie nicht gemeinsam genutzt werden.

Besucht dein Kind den Kindergarten, die Schule oder Sportvereine, sollte es diese Einrichtungen in der Regel bis mindestens eine Woche nach Beginn der Therapie meiden, um eine weitere Verbreitung zu verhindern.

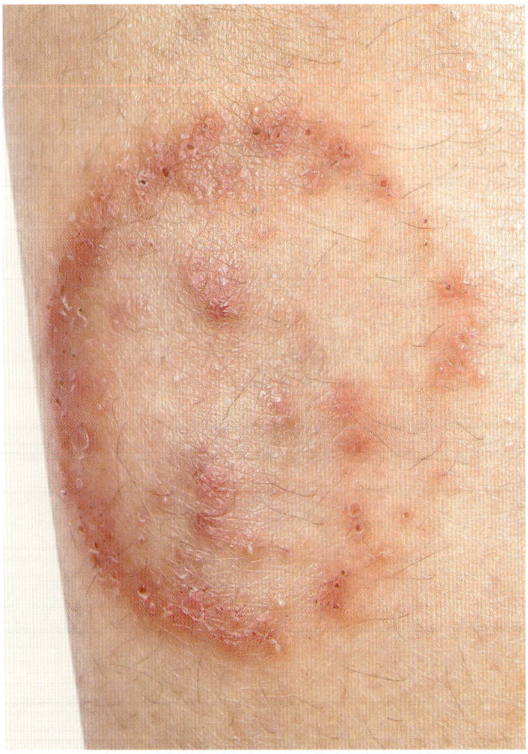

Hautpilz mit rotem, schuppigem Rand und ruhiger, blasser Haut in der Mitte.

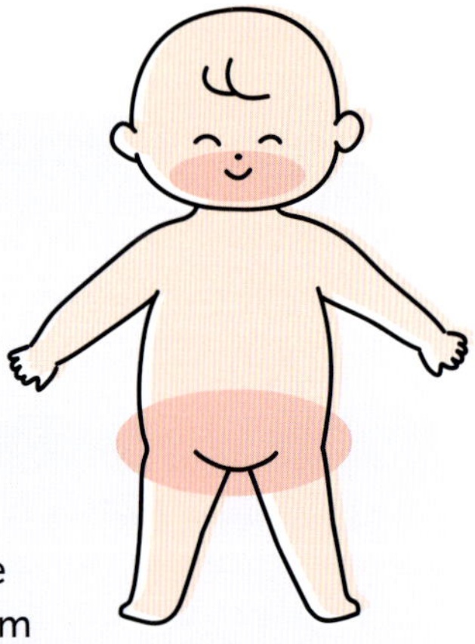

8.21 Mund- und Windelsoor

Pilzinfektion der Schleimhäute

Zu den häufigsten Erkrankungen bei Säuglingen und Kleinkindern gehören der Mundsoor und der Windelsoor. Dabei handelt es sich entweder um eine Infektion der Mundschleimhaut mit Hefepilzen, die sich in schweren Fällen auch auf den Rachen ausbreiten kann, oder um eine Infektion im Windelbereich, bei der nahezu immer ein Windelekzem durch eine Hefepilzbesiedlung zu einem hartnäckigen Windelsoor wird.

Gehört zu Pilzen

Die Pilze, die für diese Erkrankungen verantwortlich sind, gehören zur Gattung Candida. Wir Ärzte sprechen deshalb auch von einer Candidose. Keine Sorge, von den über hundert bekannten Candida-Arten sind nur wenige für den Menschen problematisch.

Wie entsteht eine Infektion?

Candida-Pilze leben normalerweise friedlich auf unserer Haut und Schleimhäuten und sind Teil der natürlichen Mikroflora. Sie verursachen nur dann Infektionen, wenn sie auf günstige Bedingungen treffen, etwa eine durch Medikamente oder Krankheit geschwächte Immunabwehr oder Verletzungen an Haut und Schleimhäuten. Besonders bei Babys, deren Immunsystem noch nicht vollständig ausgereift ist, können diese Infektionen häufig auftreten, da sie das Wachstum der Pilze weniger gut kontrollieren können. Der Mund und die Windelregion sind dabei besonders anfällig. Im Windelbereich wird die Haut durch Reibung, den Kontakt mit Urin und Stuhl sowie den daraus entstehenden Windelausschlag geschwächt, was den Pilzen das Eindringen erleichtert. Im Mund erhöht die besonders unausgeglichene Besiedlung mit gesunden Mikroorganismen die Wahrscheinlichkeit einer Infektion. Im Alltag sind Candida-Pilze jedoch meist harmlos und werden nicht leicht von Mensch zu Mensch übertragen. Daher ist es nicht notwendig, ein betroffenes Kind zu isolieren.

Wie erkennst du den Soorbefall?

Im Mund und Genitalbereich sieht man gerötete Stellen mit weißen, schwer abwischbaren Belägen. Im Windelbereich kommt es zu intensiven Rötungen mit kleinen Knoten und einer feinen Schuppung am Rand der entzündeten Hautstelle. Charakteristisch sind zusätzlich einzelne Knoten, die außerhalb der geröteten Fläche liegen. Diese Infektionen können jucken oder brennen, was für dein Kind sehr unangenehm ist.

Wie wird Soorbefall behandelt?

Zum Glück gibt es wirksame und gut verträgliche Medikamente gegen Hefepilze. Besonders häufig werden die Wirkstoffe Nystatin, Miconazol oder Clotrimazol eingesetzt.

Der große Vorteil von Nystatin ist, dass es nur lokal auf der Haut oder der Mundschleimhaut wirkt, ohne in den Blutkreislauf aufgenommen zu werden. Daher können entsprechende Produkte auch während der Schwangerschaft und Stillzeit bedenkenlos angewendet werden.

Wichtig ist, die Medikamente über das Abklingen der Symptome hinaus weiter anzuwenden, meist etwa eine Woche lang, um Rückfälle zu verhindern. Aus eigener Erfahrung weiß ich, dass Geduld gefragt ist, denn manchmal dauert es länger, und es kann notwendig sein, zwischen den Wirkstoffen zu wechseln. Schnuller, Trinkflaschen, Beißringe und andere Gegenstände, die das Baby in den Mund nimmt, sollten sorgfältig gereinigt und sterilisiert werden. Besonders wichtig ist es, die Hände vor dem Umgang mit dem Säugling gründlich zu waschen, um eine Übertragung des Pilzes zu verhindern.

Wann du ärztlichen Rat einholen solltest!

Wenn du dir bei der Diagnose unsicher bist oder die Hautveränderung trotz Therapie oder Wirkstoffwechsel nicht abheilt, solltest du einen Arzt aufsuchen. Dieser kann die Diagnose klinisch sichern und durch einen Abstrich mögliche Resistenzen prüfen, um die äußere Antipilzbehandlung gezielt anzupassen oder in Ausnahmefällen auf eine innerliche Therapie auszuweiten.

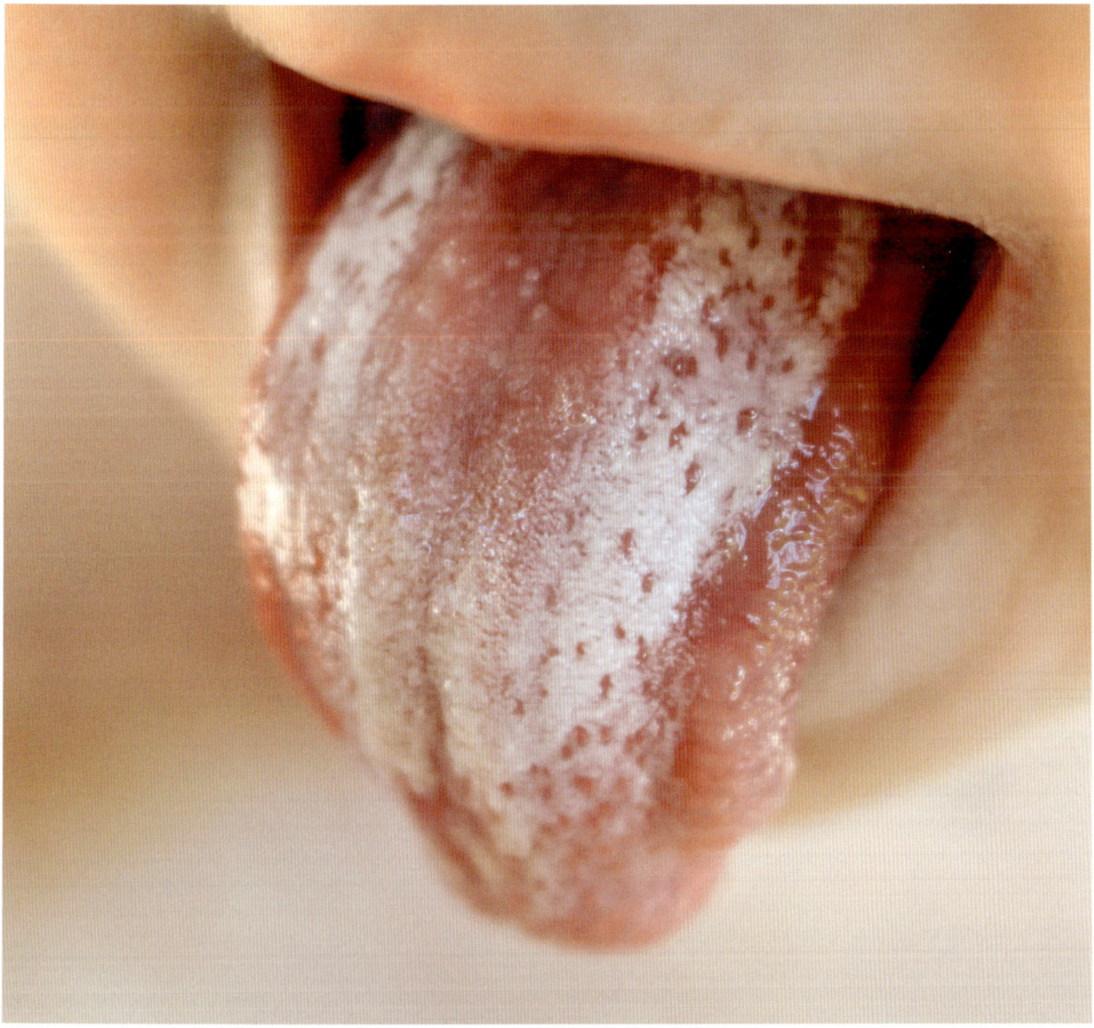

Ausgeprägter Mundsoor mit dickem, weißen Belag auf der ganzen Zunge, der sich nicht abwischen lässt.

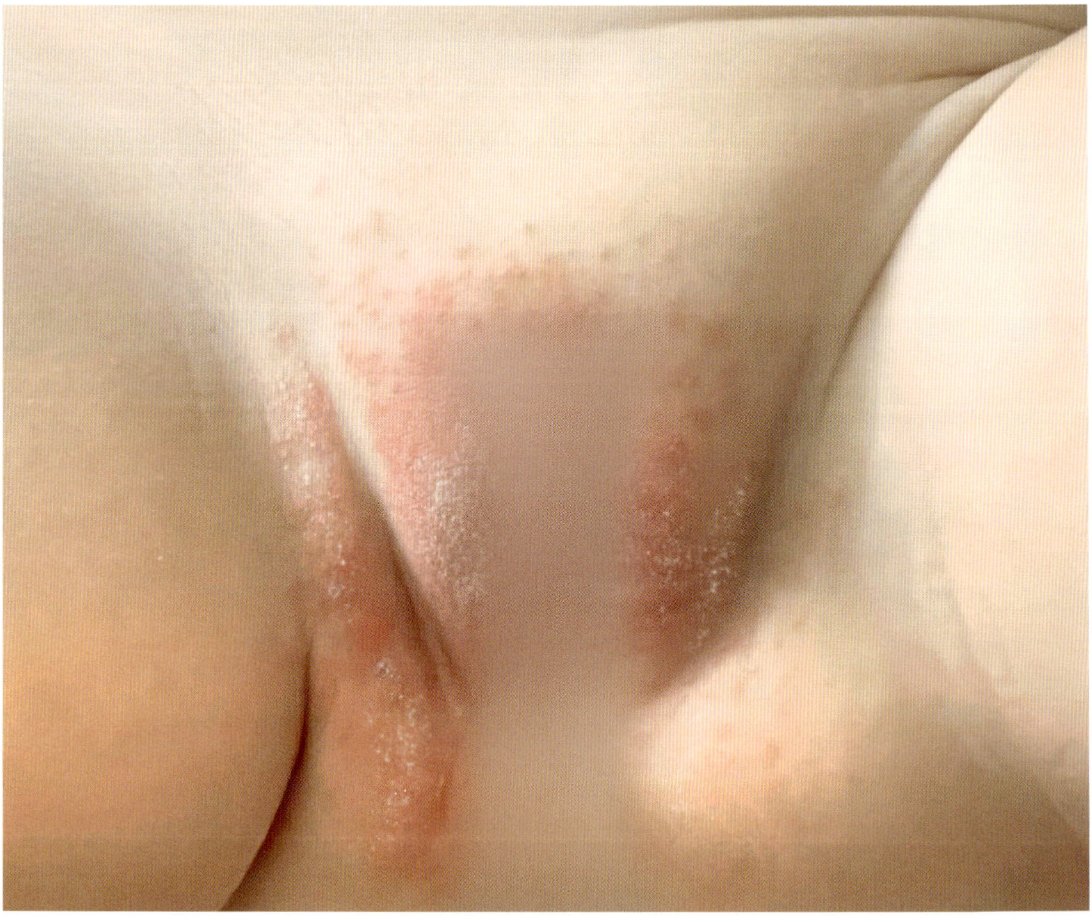

Charakteristisches Bild eines Windelsoors mit flächiger Rötung, schuppigen Randbereichen und den auffälligen Satellitenherden.

Wichtige Hinweise

Ein häufiger Risikofaktor für die Entstehung von Mundsoor ist die Gewohnheit von Eltern, einem schreienden Säugling den Finger in den Mund zu stecken. Dadurch nimmt die Anzahl der Pilze im Mund des Kindes zu, und das unreife Immunsystem kann diese nur schwer kontrollieren.

Bei einem Mundsoor sollten stillende Frauen auch ihre Brustwarzen mitbehandeln, um zu verhindern, dass der Pilz in einem ständigen Ping-Pong zwischen Mutter und Kind weitergegeben wird.

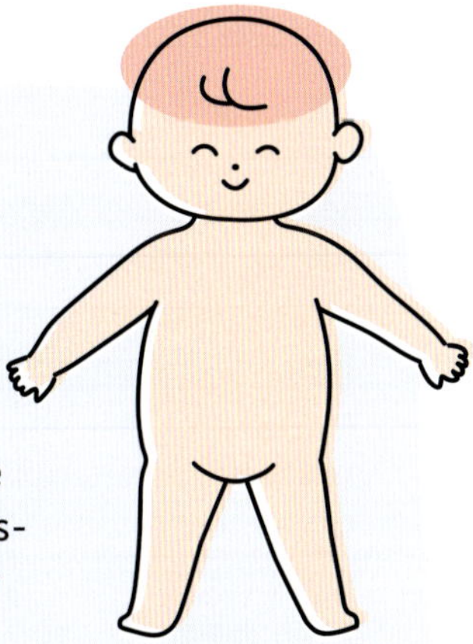

8.22 Kopfläuse

Kleine Krabbler, große Aufregung

Sie wandern beim Spielen von Kopf zu Kopf: Läuse. Schon der Gedanke daran reicht aus, um bei den meisten Eltern die Kopfhaut kribbeln zu lassen. Doch keine Sorge, diese winzigen Blutsauger sind zwar lästig, aber gut behandelbar.

Läuse sind zwei bis drei Millimeter groß, grau bis bräunlich und haben sechs kräftige Beine, die ihnen perfekten Halt auf Haaren bieten.

Viele Menschen denken, dass Kopfläuse mit mangelnder Hygiene zusammenhängen. Aber das stimmt nicht. Im Gegenteil, die Blutsauger fühlen sich auch in frisch gewaschenen Haaren pudelwohl. Übertragungen über Gegenstände wie Mützen oder Kämme sind äußerst selten, denn ohne Blut überleben Läuse nur wenige Stunden.

Wie erkennst du Läuse?

Es beginnt mit einem starken Juckreiz auf der Kopfhaut, ausgelöst durch die Bisse der Läuse. Diese hinterlassen kleine rote Stiche, die sich durch Kratzen entzünden und gelbe Krusten bilden können. Die Läuse selbst sind kaum zu erkennen. Es sind kleine bewegliche dunkle Punkte auf der Kopfhaut. Das beste Mittel zur Entdeckung von Läusen ist der feinzahnige Nissenkamm. Strähne für Strähne kannst du damit das Haar untersuchen. Nissen, die Eier der Läuse, sehen aus wie Haarschuppen, doch sie lassen sich nicht abschütteln. Sie kleben fest an den Haaren, nah an der Kopfhaut, und sind anfangs dunkel gefärbt. Nach dem Schlüpfen der Larven bleiben sie als weiße leere Hüllen zurück, die mit dem Haar herauswachsen und noch Wochen nach einem Befall auffallen können.

Wie kannst du Läuse behandeln?

Die Behandlung von Läusen erfordert eine Kombination aus gründlichem Auskämmen und wirksamen Läusemitteln. Beginne mit der mechanischen Entfernung, indem du das Haar deines Kindes mit einem feinzahnigen Nissenkamm durchkämmst. Dieser Schritt funktioniert am besten, wenn das Haar nass ist und mit einer Spülung behandelt wird, die das Kämmen erleichtert. Arbeite Strähne für Strähne durch und konzentriere dich besonders auf die Bereiche hinter den Ohren und im Nacken. Wiederhole diesen Vorgang alle drei bis vier Tage über einen Zeitraum von 17 Tagen, um sicherzugehen, dass auch frisch geschlüpfte Larven entfernt werden.

Zusätzlich solltest du ein Läusemittel verwenden, um die Parasiten effektiv zu bekämpfen. Besonders empfehlenswert sind insektizidfreie Produkte wie Dimeticon, ein Silikonöl, das die Atemwege der Läuse verstopft und sie erstickt. Diese Mittel sind in der Regel gut verträglich und wirksamer als chemische Alternativen. Die Einwirkzeit variiert je nach Produkt. Einige wirken innerhalb von 10 Minuten (z. B. Jacutin® Pedicul Fluid), andere benötigen mehrere Stunden (z. B. EtoPril® Lösung). Spüle das Haar nach der Anwendung gründlich aus und kämme es erneut mit dem Nissenkamm, um tote Läuse und Nissen zu entfernen. Da Läusemittel die Eier nicht zuverlässig abtöten, ist es wichtig, die Behandlung nach acht bis zehn Tagen zu wiederholen, um frisch geschlüpfte Läuse zu beseitigen. Hausmittel wie Essig oder Teebaumöl sind zwar beliebt, ihre Wirksamkeit ist jedoch wissenschaftlich nicht belegt, und sie können die empfindliche Kopfhaut reizen. Es ist daher ratsam, bewährte Produkte aus der Apotheke zu nutzen. Nach einer korrekt durchgeführten Behandlung kannst du sicher sein, dass dein Kind schnell wieder frei von Läusen ist und auch die Schule oder Kita besuchen darf, sofern keine lebenden Läuse mehr vorhanden sind.

Eine zusätzliche große Reinigungsaktion ist nicht nötig, denn Läuse leben nur auf dem Kopf und überleben außerhalb des Körpers nur kurze Zeit. Trotzdem ist es sinnvoll, einige Dinge zusätzlich zu säubern, um ganz sicherzugehen. Alles, was engen Kontakt mit Haaren oder der Kopfhaut hatte, wie Bettwäsche, Handtücher, Kleidung oder Mützen, solltest du möglichst bei sechzig Grad waschen. Haarbürsten, Kämme und Haargummis kannst du mit etwas Seife in warmem Wasser reinigen. Lass sie etwa zehn Minuten darin liegen. Wichtig ist auch, dass Haarutensilien in dieser Zeit nicht geteilt werden. So stellst du sicher, dass keine Laus unbemerkt zurückkehrt.

Wann du ärztlichen Rat einholen solltest!

Wenn du dir unsicher bist, ob es sich um Läuse handelt, oder die Behandlung trotz mehrerer Versuche nicht erfolgreich war, ist ein Arztbesuch sinnvoll. In seltenen Fällen können resistente Läuse stärkere Mittel, meist in Tabletten- oder Suspensionsform, erforderlich machen. Sind die Bisse entzündet oder zeigen sich gelbe Krusten, rote Hautausschläge oder starker Juckreiz, könnten Antibiotika oder Kortison nötig sein, um die Entzündung zu behandeln. Zögere in solchen Fällen nicht, einen Facharzt aufzusuchen.

Wichtige Hinweise

Das bloße Vorhandensein von Nissen bedeutet nicht unbedingt, dass noch lebende Läuse vorhanden sind. Entscheidend sind lebende Läuse oder dunkle, larventragende Nissen, die nahe an der Kopfhaut kleben.

Wenn ein Familienmitglied Läuse hat, sollten alle engen Kontaktpersonen, Familie, Kindereinrichtungen oder Schulen, informiert werden, damit sie sich ebenfalls untersuchen und bei Bedarf behandeln können. Eine vorbeugende Behandlung ist nicht zwingend nötig, kann aber bei engem Kontakt sinnvoll sein. So minimierst du das Risiko einer weiteren Ausbreitung.

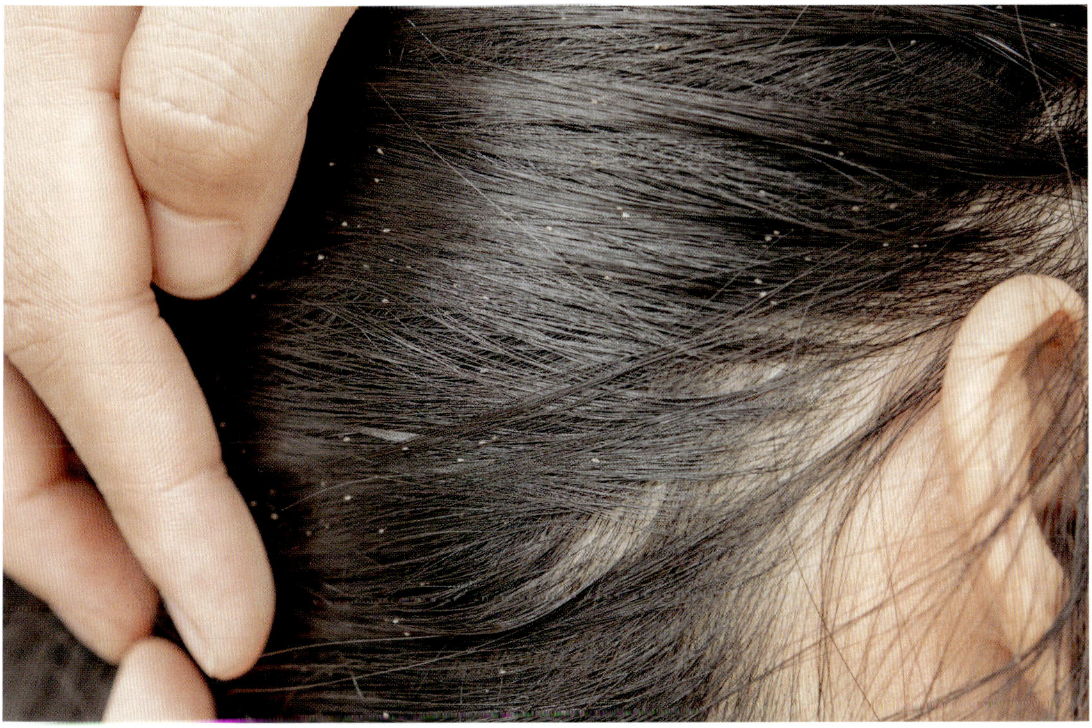

Auch nach erfolgreicher Behandlung des Kopflausbefalls sind leere Nissenhüllen als weiße Pünktchen im Haar sichtbar.

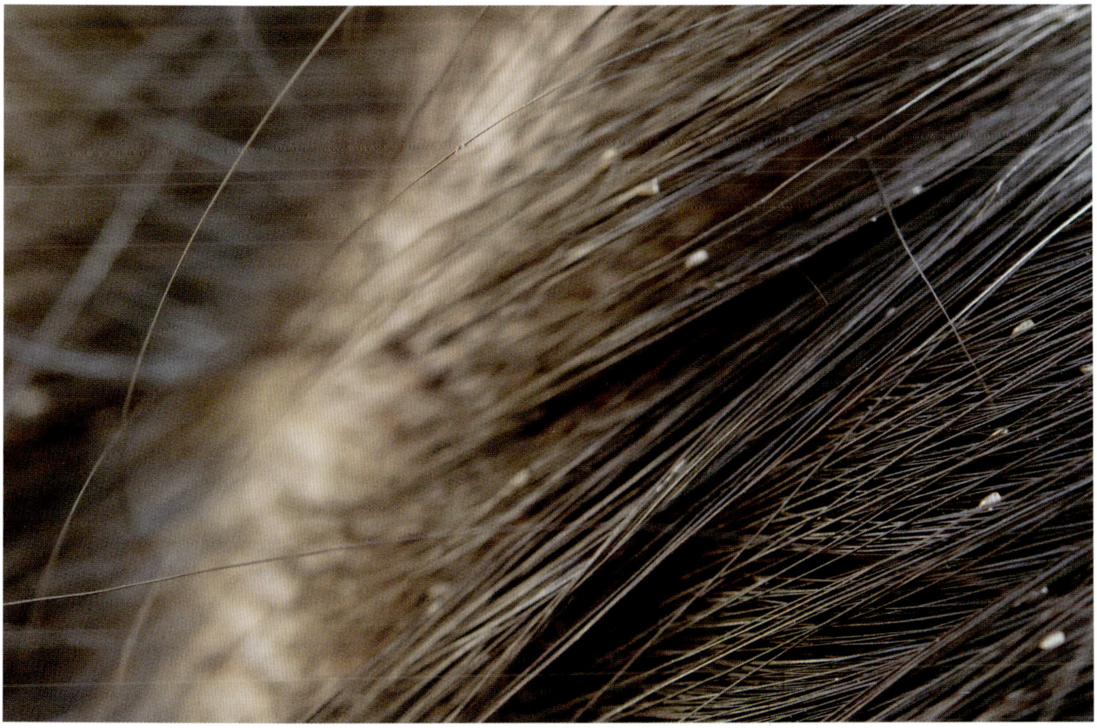

Nahaufnahme der weißen, ovalen Nissen, dicht am Haaransatz klebend.

8.23 Borreliose

Zeckenalarm!

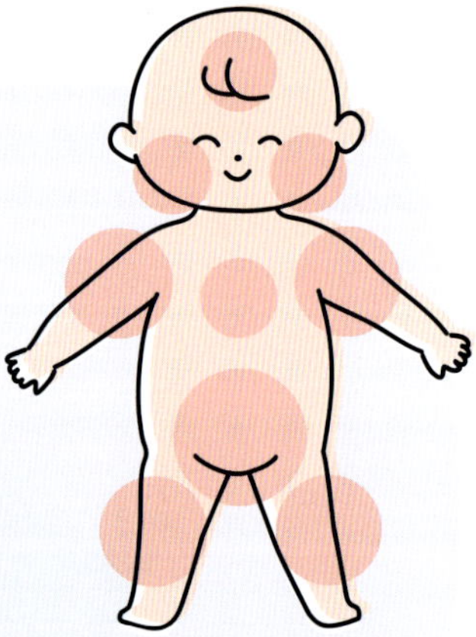

Borreliose ist, neben Frühsommer-Meningoenzephalitis (FSME), die häufigste durch Zecken übertragene Krankheit in unseren Breiten.

Nicht jede Zecke ist infiziert, und nicht jeder Stich führt zur Infektion, doch Vorsicht ist besser als Nachsicht.

Zecken

Zecken sind winzige Blutsauger, die unbemerkt auf der Lauer liegen, ob im Wald, Park oder Garten. Streift dein Kind durch Gräser und Büsche, können sie sich blitzschnell an ihm festklammern. Doch sie stechen nicht sofort zu. Zuerst wandern sie auf dem Körper herum, als würden sie den perfekten Ort für ihr Picknick suchen. Und dann? Ein schmerzloser Stich, den man wegen ihres im Speichel enthaltenen Betäubungsmittel meist nicht einmal bemerkt!

Für die Zecke ist es ein Festmahl, für uns Menschen ein Risiko. Während sie sich tagelang satt saugt, können Krankheitserreger wie Borreliose oder FSME übertragen werden. Deshalb ist es besonders wichtig, nach Aufenthalten im Grünen die Haut gründlich abzusuchen und Zecken sofort zu entfernen. Du erkennst eine Zecke als kleinen schwarzen Punkt, der sich in die Haut gebohrt hat, nicht selten an versteckten Stellen wie hinter den Ohren, in den Kniekehlen oder am Haaransatz. Die Entfernung ist unkompliziert.

Mit einer feinen Pinzette oder Zeckenzange direkt an der Haut zugreifen und die Zecke gerade und gleichmäßig herausziehen und bitte nicht drehen, drücken oder quetschen. Warum? Das Quetschen könnte den Speichel der Zecke freisetzen und das Risiko einer Infektion erhöhen.

Wenn ein Teil der Zecke, wie der Stechapparat, in der Haut stecken bleibt, stößt der Körper dies meist von selbst ab. Entzündet sich die Stelle jedoch oder bleibt der Kopf vollständig zurück, solltest du zum Arzt gehen.

Wann du ärztlichen Rat einholen solltest!

Wenn eine Zecke dein Kind gestochen hat, solltest du die Einstichstelle auch nach der Entfernung noch für etwa einen Monat beobachten. Treten in dieser Zeit Veränderungen auf, solltest du dein Kind einem Arzt vorstellen. Ein frühes Anzeichen einer Borreliose kann eine kreisrunde, sich ausbreitende Rötung um den Zeckenstich herum sein. Sie tritt in der Regel einige Tage bis Wochen nach dem Stich auf und wird auch als Wanderröte bezeichnet. Weitere Frühsymptome einer Borreliose können grippeähnliche Beschwerden wie Fieber, Kopfschmerzen, Muskelschmerzen und Müdigkeit sein, die eine Wanderröte begleiten oder auch ohne diese auftreten. Unbehandelt kann Borreliose schwerwiegender werden. Die Bakterien breiten sich im Körper aus und können Nerven, Gelenke und sogar das Herz schädigen. Doch keine Panik, rechtzeitig erkannt, ist Borreliose gut behandelbar. Antibiotika helfen, die Infektion vollständig zu bekämpfen. Wichtig ist es, die Therapie konsequent durchzuführen, um Spätschäden zu vermeiden.

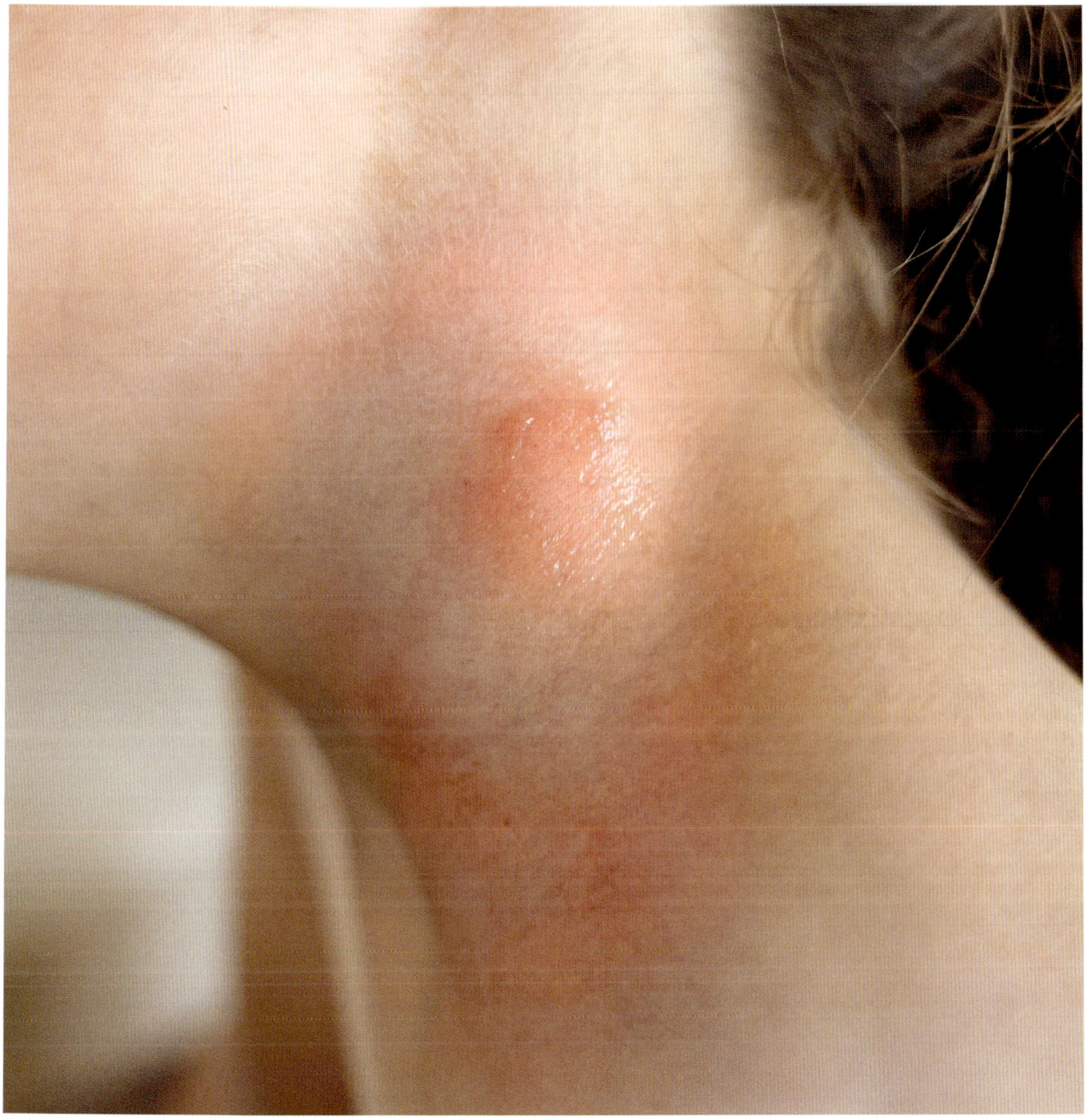

Wanderröte mit einer roten, leicht erhabenen Stichstelle und einem größer werdenden Ring darum.

Zecken auch im Winter!

Zecken waren früher hauptsächlich im Sommer aktiv, doch durch den Klimawandel sind sie inzwischen das ganze Jahr unterwegs. Nach jedem Aufenthalt in der Natur ist ein gründlicher Check Pflicht, selbst im Winter.

8.24 Flöhe

Springende Plagegeister

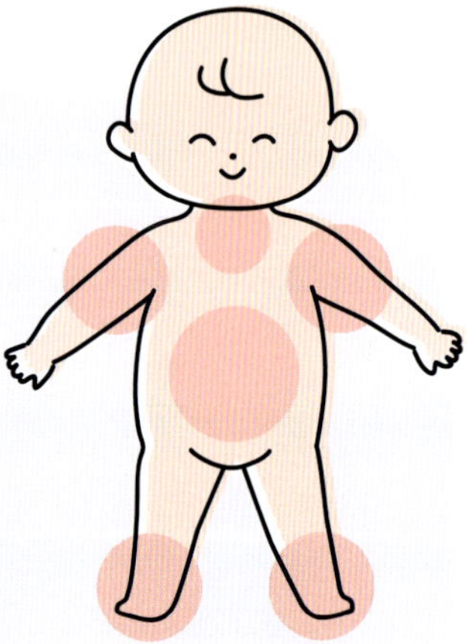

Flöhe sind winzige, blutsaugende Akrobaten mit einer beeindruckenden Sprungkraft von bis zu 50 cm. Kein Hindernis ist ihnen zu hoch, wenn es um ihre nächste Mahlzeit geht. Dabei gibt es mit Nestflöhen und Pelzflöhen zwei Hauptarten.

Nestflöhe, wie der Katzenfloh, Hundefloh oder Menschenfloh, suchen sich ein Nest in der Nähe ihrer Wirte. Das sind meistens trockene, dunkle Orte wie Polstermöbel, Teppiche oder Bodenritzen. Von dort aus starten sie ihre nächtlichen Angriffe, um Blut zu saugen. Pelzflöhe, wie der Rattenfloh, machen es sich hingegen direkt im Fell ihrer Wirte bequem und leben dort dauerhaft. Flöhe sind selten wählerisch und können vorübergehend auch andere Wirte befallen. Ein Tierfloh beißt also auch mal einen Menschen, wenn sich die Gelegenheit bietet. Dabei sind sie Überlebenskünstler, denn sie können monatelang ohne Blutmahlzeit auskommen.

Flöhe sind jedoch nicht nur lästig, sondern auch potenziell gefährlich, da sie Krankheiten übertragen können. Denken wir nur an die Pest, die einst durch den Rattenfloh verbreitet wurde. Auch heute können sie Krankheitserreger wie Bakterien und Würmer übertragen, weshalb ein Flohbefall nicht auf die leichte Schulter genommen werden sollte.

Wie erkennst du Flohbisse?

Flohbisse äußern sich typischerweise als kleine Stiche mit einem leicht fühlbaren roten Punkt in der Mitte. Sie treten oft in Reihen oder Gruppen auf, da Flöhe mehrere Probestiche setzen, bevor sie ein geeignetes Blutgefäß finden. Typischerweise treten diese juckenden Hautveränderungen an bedeckten Körperstellen wie Beinen, Gesäß oder Taille auf. Also genau dort, wo sich Flöhe an der Kleidung festhalten.

Bei manchen Menschen klingen die Flohbisse innerhalb weniger Stunden ab. Doch wer bereits Kontakt mit Flöhen hatte, kann mit einer verstärkten Immunreaktion reagieren. Das zeigt sich durch kleine, knotige Verhärtungen, die jucken und über Wochen bestehen bleiben können.

Was kannst du selbst tun?

Ein Flohbefall erfordert schnelle und konsequente Maßnahmen. Zur Linderung des Juckreizes helfen Produkte mit Polidocanol, Tamol® (wie Tannosynt® Lotio oder Creme) oder auftragbare Antihistaminika. Kühlende Umschläge oder im Kühlschrank gelagerte Hautpflegeprodukte verschaffen zusätzliche Erleichterung.

Wann du ärztlichen Rat einholen solltest!

Ein Arztbesuch ist ratsam, wenn sich die Flohstiche entzünden. Gelbe Krusten auf der Haut können ein Zeichen für eine bakterielle Infektion sein, die mit Antibiotika behandelt werden muss.

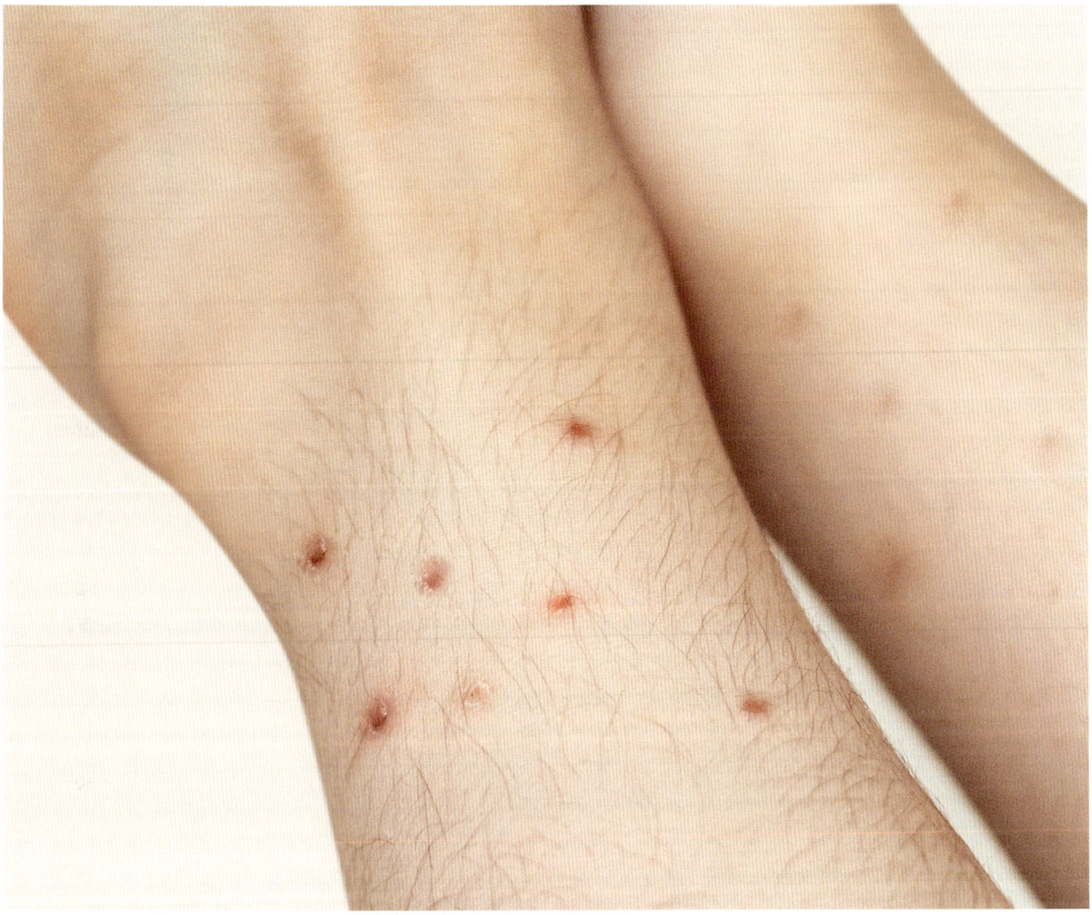

Mehrere dicht stehende Flohbisse, die sich als kleine Flecken mit zentralem tastbarem rotem Punkt zeigen, einige verkrustet vom Kratzen.

Hygiene ist entscheidend!

Hygiene ist entscheidend, um die Flöhe loszuwerden:

→ **Waschen:** Alle Textilien wie Kleidung, Bettwäsche und Handtücher bei mindestens 60 °C reinigen.

→ **Saugen:** Teppiche, Polstermöbel und Bodenritzen gründlich und mehrfach täglich saugen. Den Staubsaugerbeutel danach gut verschlossen entsorgen.

→ **Haustiere behandeln:** Flöhe halten sich gerne eine Zeitlang im Fell deiner Haustiere auf. Ein Antiparasitikum hilft, sie effektiv zu bekämpfen. Vergiss nicht, auch den Schlafplatz des Tieres gründlich zu reinigen.

→ **Gründliches Duschen:** Auf Menschen halten sich Flöhe hingegen kaum auf. Gründliches Duschen reicht aus, um sie zu entfernen. Eine Isolation ist nicht notwendig.

8.25 Bettwanzen

Weltenbummler unter den Blutsaugern

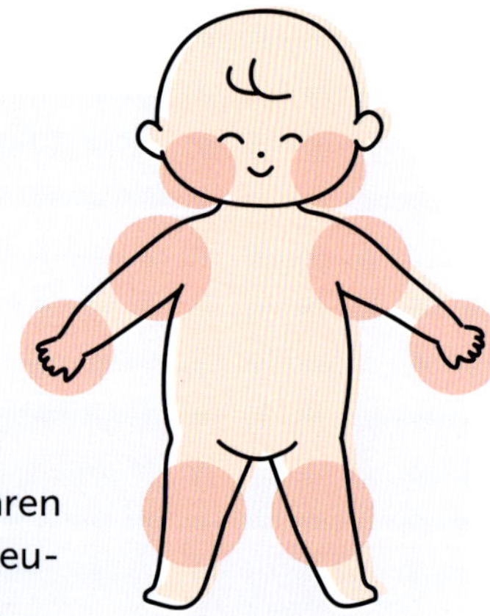

Gehören zu Parasiten

Du denkst, Bettwanzen sind ein Problem von alten, schmuddeligen Hotels? Leider weit gefehlt. Diese blutsaugenden, nahezu unsichtbaren Plagegeister sind wahre Globetrotter. Sie reisen mit uns, ob in Flugzeugen, schicken Hotels, Studentenwohnheimen oder im Schlafwagen.

Und leider kommt es auch in europäischen Großstädten immer wieder zu Ausbrüchen.

Wie erkennst du Bettwanzen?

Es beginnt mit dem süßlichen Geruch von Bittermandeln. Dann die Spuren, wenn du genauer hinschaust: winzige schwarze Punkte (Kot), kleine rötliche Flecken auf der Bettwäsche oder ihre Lieblingsverstecke in Ritzen, Matratzen oder Gepäck. Wenn sie meistens nachts aktiv werden, hinterlassen sie juckende Knötchen, in Reihen an unbedeckten Stellen wie Armen, Beinen oder im Gesicht. Die Bisse selbst werden nicht gleich wahrgenommen, da Bettwanzen ein Betäubungsmittel absondern. Doch die Spuren sprechen für sich, rötlich, leicht geschwollen und mit einer zentralen Einstichstelle.

Was kannst du selbst tun?

Wenn dein Kind oder du von Bettwanzen gebissen wurdet, gilt vor allem eins: Nicht kratzen! So unangenehm der Juckreiz auch sein mag, Kratzen verstärkt ihn und kann die Haut zusätzlich reizen oder sogar verletzen. Stattdessen helfen einfache Maßnahmen, die Beschwerden zu lindern. Kühle feuchte Tücher oder Präparate mit Tamol®, Polidocanol oder Antihistaminika können den Juckreiz spürbar reduzieren. Bei starkem Juckreiz sind Antihistaminika-Säfte wie Cetirizin oder Desloratadin eine gute Option, um schnell Linderung zu verschaffen. Hast du den Verdacht, dass sich Bettwanzen bei dir eingenistet haben, ist schnelles Handeln gefragt. Zuerst sollten alle Textilien wie Bettwäsche, Kleidung und Handtücher gründlich bei mindestens 60 °C gewaschen werden, denn die Hitze tötet die Insekten zuverlässig ab. Ein Trockner auf hoher Stufe kann ebenfalls hilfreich sein. Für Gegenstände, die nicht waschbar sind, wie Kuscheltiere oder Bücher, bietet sich eine andere Methode an. Verpacke sie in Folie und lege sie für mindestens drei Tage bei –18 °C in den Gefrierschrank. Auch extrem kalte Temperaturen überleben Bettwanzen nicht.

Wann du ärztlichen Rat einholen solltest!

Wenn die Bisse stark anschwellen, sich entzünden oder du den Juckreiz nicht in den Griff bekommst, solltest du einen Arzt aufsuchen. Er kann stärkere Mittel wie Kortisoncremes oder Antibiotika verschreiben. In seltenen Fällen kann es zu allergischen Reaktionen kommen, die eine schnelle Behandlung erforderlich machen.

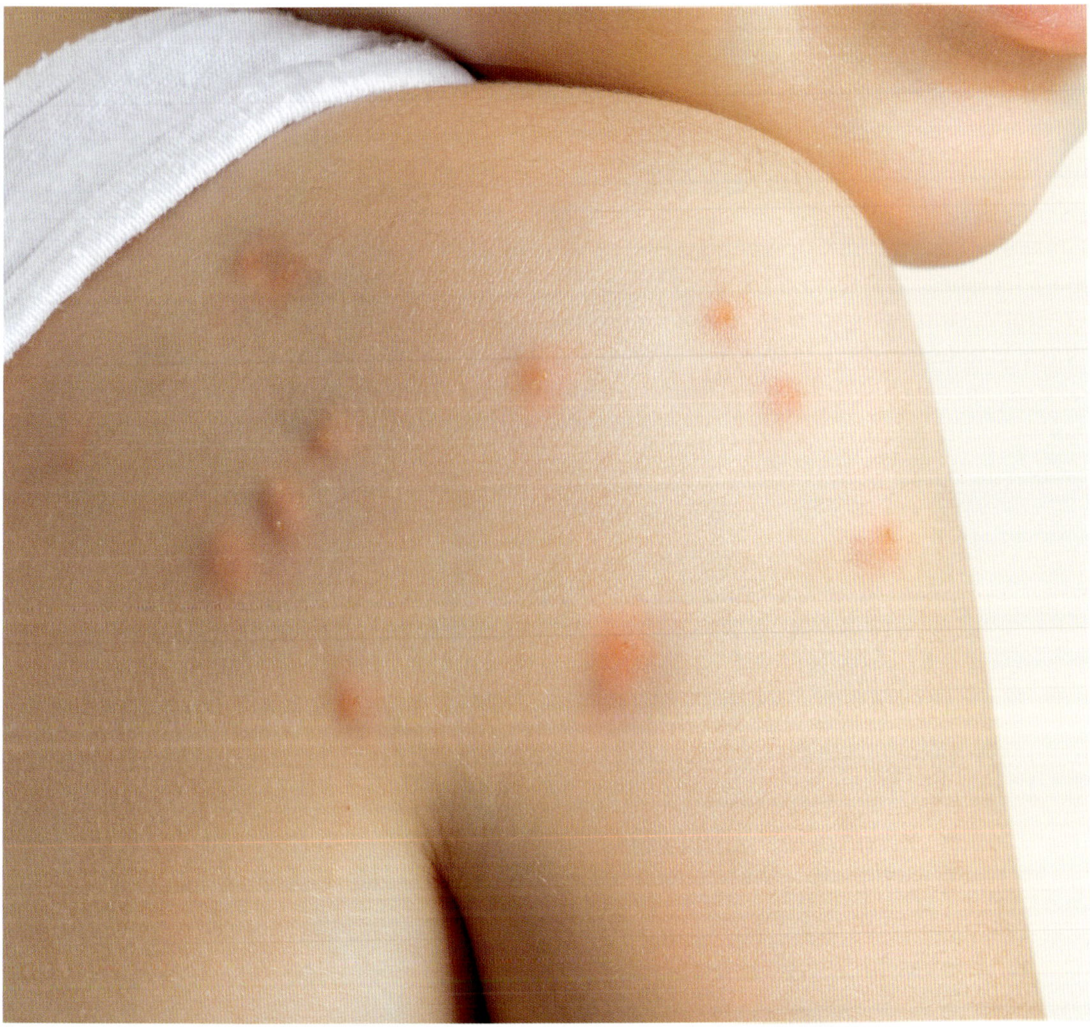

Typisch für Bettwanzenstiche sind die hellroten, leicht erhabenen Knötchen, oft in kleinen Gruppen wie hier am unbedeckten Oberarm.

Wichtige Hinweise

Bettwanzenstiche treten meist auf Reisen auf. Ein Mitbringsel ins Zuhause ist jedoch selten. Wenn du dir trotzdem Sorgen machst, kannst du, um sicher zu sein, deine Koffer nach der Reise erst einmal eine Nacht auf dem Balkon oder im Garten stehen lassen und Kleidung bei 60 °C waschen oder kurzzeitig einfrieren.

Bettwanzen loszuwerden, ist ein Job für Profis. Im schlimmsten Fall musst du Kammerjäger rufen. Sie setzen spezielle Insektizide, Hitze- oder Kältebehandlungen ein. Leider sind mehrere Behandlungen im Abstand von zwei Wochen nötig, und währenddessen kann dein Zuhause zur Sperrzone werden.

8.26 Grasmilben

Das Krabbeln im Garten

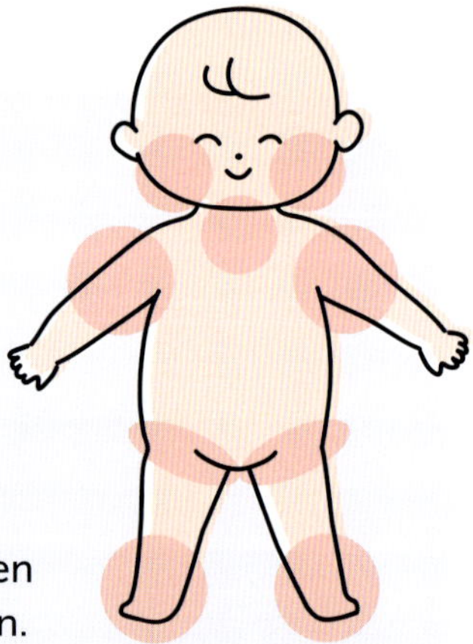

Grasmilben sind Mini-Spinnentiere, die in Wiesen, Gärten und auch in Parks leben. Während die erwachsenen Milben sich von Pflanzen ernähren, sind es die Larven, die uns zu schaffen machen. Sie brauchen Wirte wie Menschen, Hunde oder andere Säugetiere, um zu überleben. Und genau hier beginnt das Krabbeln und Jucken. Besonders in den späten Sommer- und Frühherbstmonaten sind sie aktiv und machen uns, oder besser gesagt unseren Kindern, das Leben schwer.

Wie erkennst du Grasmilben?

Die Larven der Grasmilben sind so klein, dass man sie mit bloßem Auge kaum erkennen kann. Manchmal sieht man sie als winzige, orangegelbe Punkte auf der Haut, wenn sie gerade auf Nahrungssuche sind. Meistens bemerkt man ihren Besuch jedoch erst später durch die Hautreaktion, die sie hinterlassen, vor allem stark juckende Quaddeln. Typischerweise tritt der Juckreiz ein bis zwei Tage nach dem Aufenthalt in der Natur auf. Betroffene Stellen finde sich dort, wo Kleidung eng anliegt, z. B. am Hosenbund, unter den Sockenrändern oder den Achseln. Die Larven bleiben in diesen Bereichen häufig hängen und beißen zu. Auch feuchte Hautstellen erleichtern den Milben das Anhaften, sodass auch hier Bisse gerne auftreten. Der Juckreiz kann sehr intensiv sein und hält zwei, manchmal sogar bis zu drei Wochen an. In einigen Fällen bleibt nach dem Abheilen der Quaddeln eine bräunliche Verfärbung der Haut zurück, die mehrere Wochen sichtbar sein kann. Wenn die Haut zusätzlich viel Sonne abbekommt, kann sich die Heilung noch einmal verzögern.

Was kannst du selbst tun?

Nach einem Tag in Wiesen und Gärten kannst du den Milben einen Schritt voraus sein, indem ihr sofort duscht und die Kleidung wechselt. In der Regel sind Milben zu diesem Zeitpunkt noch unterwegs und haben sich noch keinen Bissplatz ausgesucht. Geschlossene Schuhe und lange, enganliegende Hosen (idealerweise in die Socken gesteckt) bieten guten Schutz. Repellents oder Anti-Milben-Sprays sind leider in ihrer Wirkung enttäuschend. Also lieber auf bewährte Basics setzen.

Und wenn's doch passiert?

Dein Kind wurde gebissen, aber glücklicherweise bist du mittlerweile Profi im Umgang mit juckenden Hautstellen. Daher mache ich es kurz: Nicht kratzen, damit die Haut nicht weiter verletzt wird und sich möglicherweise eine Infektion einstellt, aber kühlen mit feuchten Tüchern, dazu sanfte Lotions oder Cremes wie Fenistil®, Soventol®, Tannosynt® oder mit Polidocanol anwenden. Der Juckreiz vergeht.

Ein Arztbesuch ist in der Regel nicht nötig. In unseren Breitengraden übertragen Grasmilben derzeit keine Infektionen, in Nord- und Südamerika jedoch schon. Falls nach einem Biss im Ausland innerhalb von vier Wochen Fieber auftritt, sollte sicherheitshalber ein Arzt aufgesucht werden.

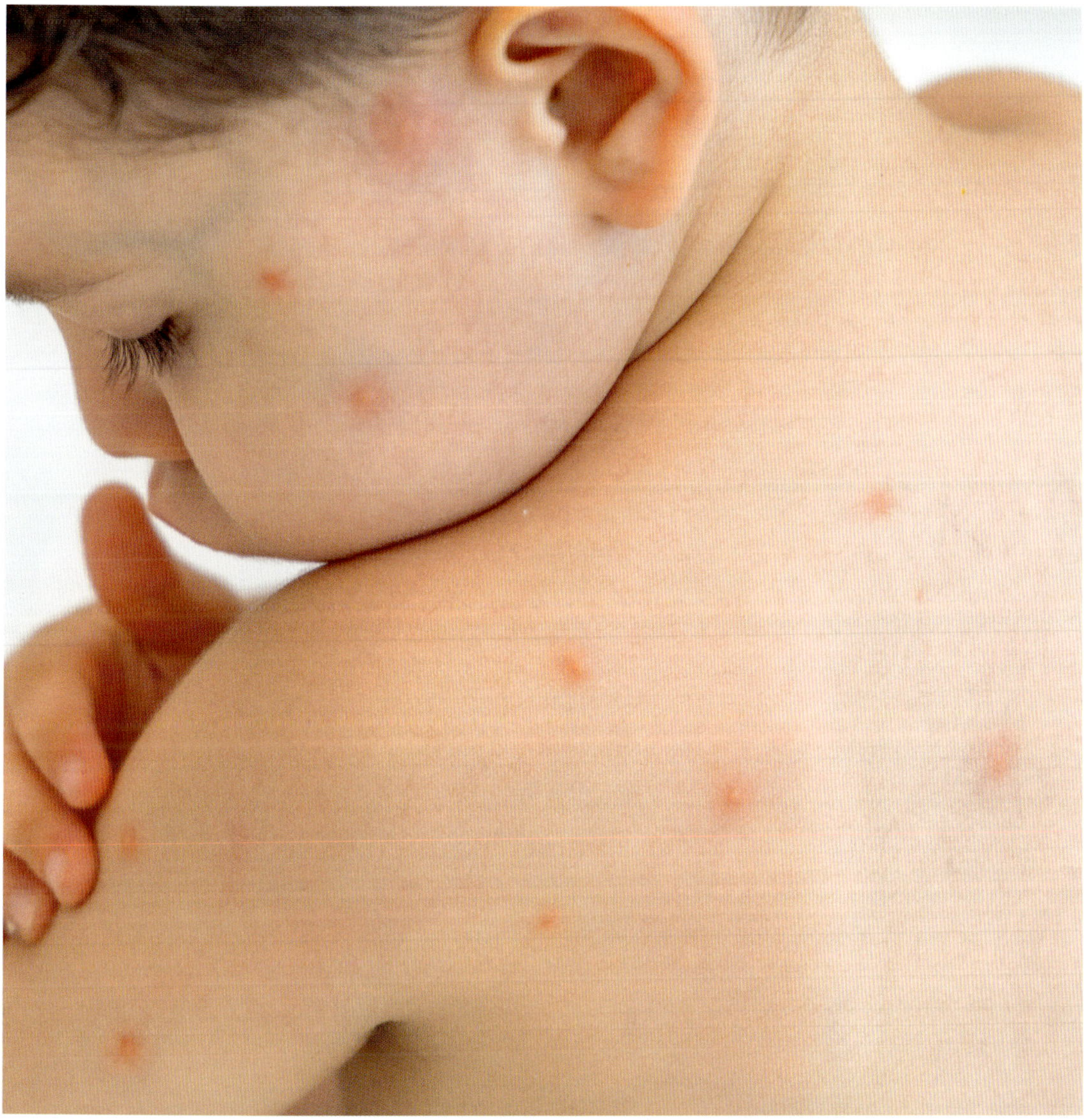

Grasmilbenbisse hinterlassen auffällige Knötchen mit jeweils einem kleinen Einstich in der Mitte – hier am Rücken und im Gesicht.

Dein Garten als Milbenparadies

Wenn dein Garten betroffen ist, hilft ein Anti-Milben-Makeover. Das Moos durch Vertikutieren entfernen, den Rasen regelmäßig mähen und ausreichend wässern. Grasmilben lieben es trocken. Nimm ihnen durch regelmäßiges Gießen ihren Lieblingsplatz. Der Grasschnitt sollte dabei sofort entsorgt werden, um die Milben dauerhaft loszuwerden. Aber bitte keine Insektizide, denn sie wirken nur bedingt und können deinem Kind mehr schaden als nutzen.

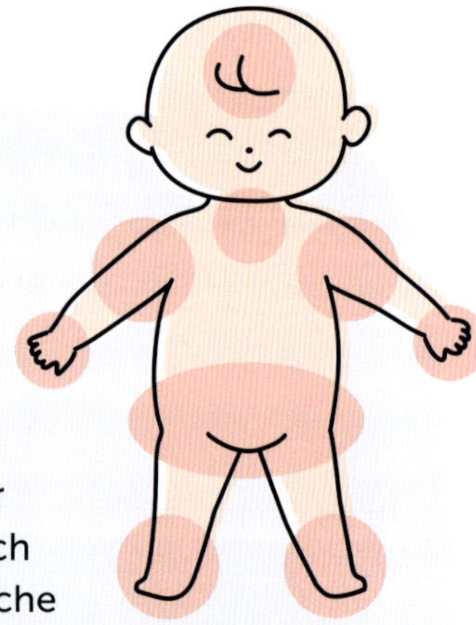

Gehört zu Parasiten

8.27 Krätze

Milben in der Haut (Skabies)

Stell dir vor, es gibt winzige Milben, unsichtbar für das bloße Auge, die Tunnel in die oberste Hautschicht graben. Diese kleinen Krabbler heißen Skabies-Milben, sie legen in diese Tunnel ihre Eier ab und nach wenigen Tagen schlüpfen neue Milben, wandern an die Hautoberfläche und setzen den Kreislauf fort. Schon eine einzige, eiertragende weibliche Milbe reicht, um eine Infektion auszulösen.

Aber keine Sorge, die Übertragung braucht engen Hautkontakt von mindestens 5–10 Minuten. Eine kurze Umarmung oder ein flüchtiger Händedruck reichen meist nicht aus. Über Textilien wie Bettwäsche oder Kleidung kann Scabies zwar auch übertragen werden, aber da die Milben außerhalb des Körpers nur etwa zwei Tage überleben, ist das Risiko geringer.

Wie erkennst du Krätze?

Am Anfang ist Skabies ein Meister der Tarnung. Die Milbengänge sehen aus wie feine, kurvige Linien, fast wie ein zarter Bleistiftstrich. Doch nach ein paar Wochen schlagt der Körper Alarm. Kleine, juckende Knötchen und Bläschen tauchen auf, z. B. in den Fingerzwischenräumen, Handgelenken, Achseln, der Leiste oder dem Bauchnabel.

Der nächtliche Juckreiz wird zur echten Belastungsprobe, denn wenn alle schlafen wollen, tanzen die Milben Samba auf der Haut. Kinder können auch an weniger typischen Stellen betroffen sein, etwa auf der Kopfhaut oder den Handflächen bzw. Fußsohlen, wo die Haut besonders zart ist.

Und manchmal ist Skabies fast unsichtbar, besonders bei Kindern, die regelmäßig baden und eingecremt werden. Der Juckreiz bleibt jedoch ein klares Warnsignal, denn wenn er nachts nicht aufhört, lohnt sich ein Blick mit der Lupe.

Was kannst du tun?

Krätze ist zwar unangenehm, aber gut behandelbar mit den vom Arzt verordneten Medikamenten. Wichtig ist auch, die Ausbreitung zu stoppen. Das heißt, dass ihr vorübergehend weniger kuscheln dürft und engen Hautkontakt vermeiden solltet. Und bitte, so schwer es fällt, versuche, das Kratzen zu verhindern. Vielleicht hilft auch eine kleine Ablenkung, eine Gute-Nacht-Geschichte kann hier Wunder wirken.

Wann du ärztlichen Rat einholen solltest!

Sobald der Verdacht auf Krätze besteht, ist ein Arztbesuch unumgänglich. Die Diagnose kann durch einen Hautabstrich oder eine Untersuchung mit der Lupe eindeutig gestellt werden. Die Behandlung erfolgt in der Regel mit speziellen Cremes mit Permethrin als Wirkstoff, wodurch die Milben und ihre Eier zuverlässig abgetötet werden.

In manchen Fällen wird die Behandlung nach einer Woche wiederholt, um frisch geschlüpfte Milben sicher zu beseitigen. Der Juckreiz kann auch nach erfolgreicher Behandlung noch einige Zeit bestehen. Das ist normal und liegt an der allergischen Reaktion der Haut. Hier können ärztlich verordnete Kortisoncremes helfen. Es bedeutet nicht, dass die Milben zurück sind. Der Kindergarten oder die Schule dürfen einen Tag nach Abschluss der Behandlung mit ärztlicher Bescheinigung wieder besucht werden. Die betroffene Einrichtung wird informiert und meldet den Fall an das Gesundheitsamt. Dieses überwacht die Eindämmungsmaßnahmen und gibt zusätzliche Empfehlungen, etwa zur Reinigung von Textilien oder zur Desinfektion.

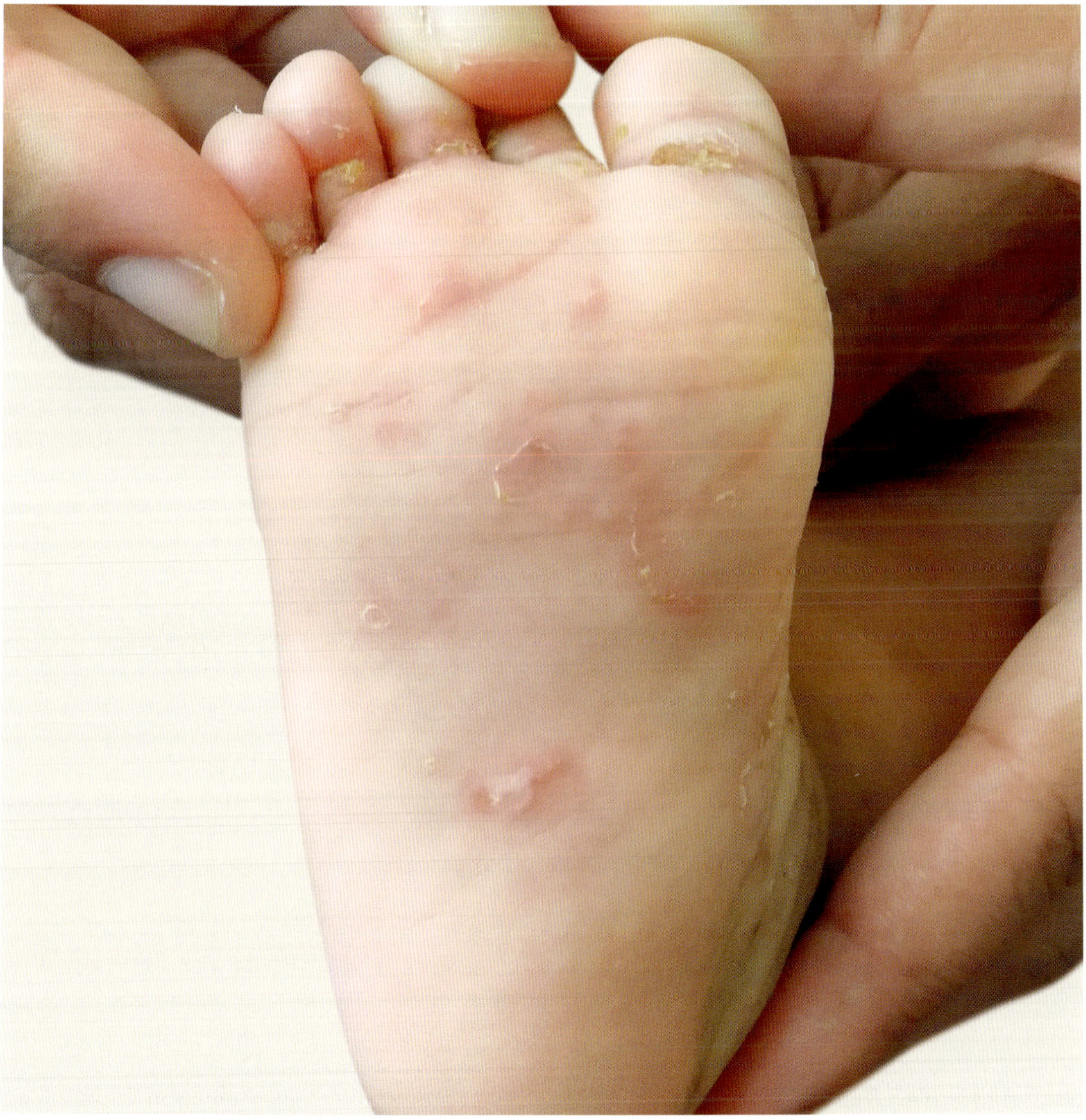

An der Fußsohle eines Babys sieht man längliche Rötungen mit feiner Schuppung und kleinen Knötchen, dem Milbengang entsprechend. Erste weitere Knötchen tauchen an anderen Stellen der Sohle auf.

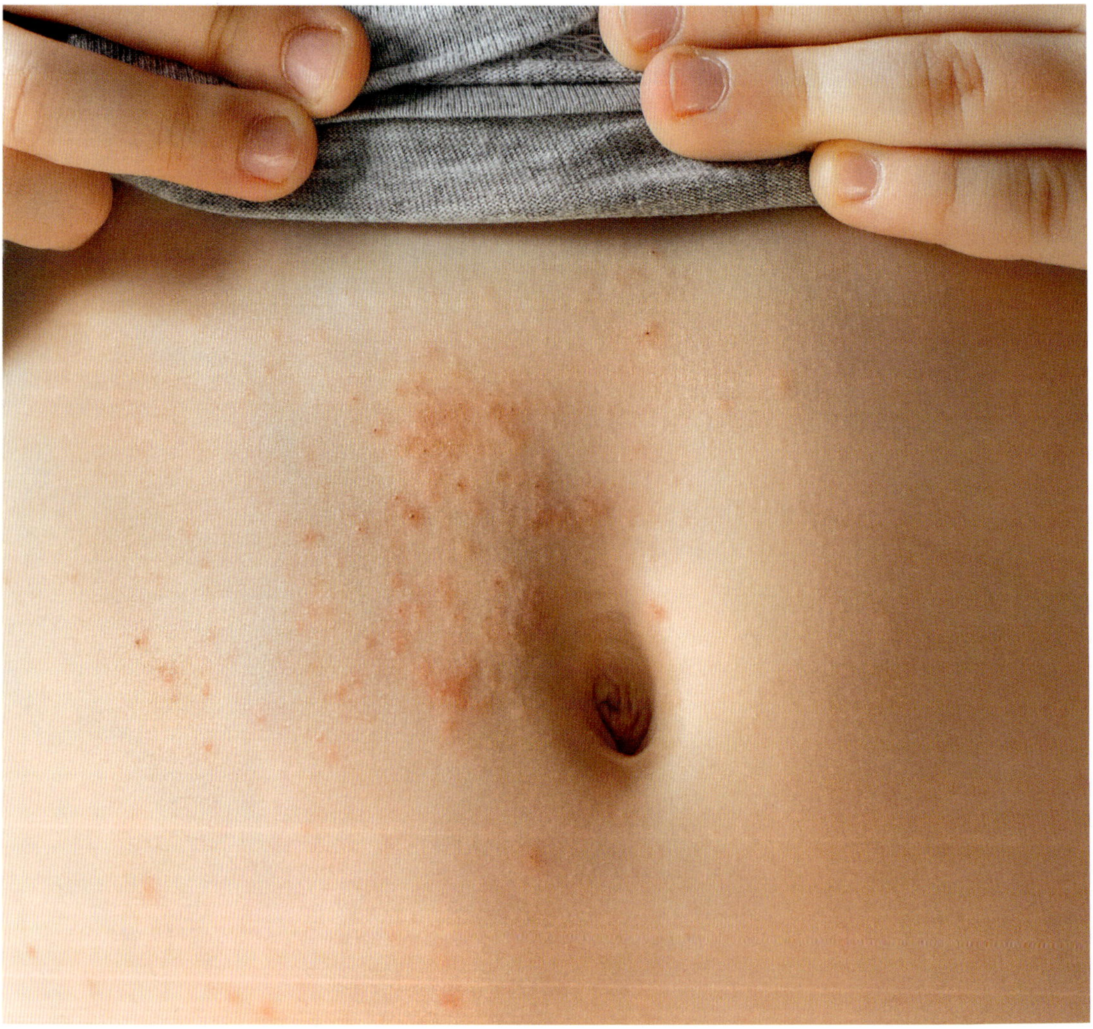

Viele dicht stehende, rötliche Knötchen auf empfindlicher, gereizter und leicht schuppiger Haut.

Hygieneplan und Eindämmungsmaßnahmen

Neben der ärztlichen Behandlung ist ein Großputz angesagt:

- → **Waschen:** Bettwäsche, Kleidung und Handtücher bei mindestens 50 °C reinigen.
- → **Isolieren:** Kuscheltiere und nicht waschbare Gegenstände in einen Plastiksack stecken und 72 Stunden „hungern" lassen, was Milben nicht überleben.
- → **Saugen:** Matratzen und Polstermöbel gründlich absaugen oder 48 Stunden nicht nutzen.
- → **Fingernägel kürzen:** Das reduziert das Risiko, die Haut aufzukratzen und Infektionen zu provozieren.

Literatur

Die für den Inhalt des Buches relevante wissenschaftliche Literatur ist thematisch geordnet, um einen schnellen Zugang zur gesuchten Information zu bieten. Über die am Ende der Literatureinträge enthaltene PMID können die Artikel zügig online gefunden und geöffnet werden.

Die Haut

Fluhr JW, Darlenski R, Lachmann N, et al. Infant epidermal skin physiology: adaptation after birth. Br J Dermatol. 2012; 166(3):483–490. PMID: 21967466.

Kanitakis J. Anatomy, histology and immunohistochemistry of normal human skin. Eur J Dermatol. 2002; 12(4):390–399; quiz 400-1. PMID: 12095893.

Rawlings AV, Harding CR. Moisturization and skin barrier function. Dermatol Ther. 2004; 17 Suppl 1:43–48. PMID: 14728698.

Allgemeine Hautpflege

Blume-Peytavi U, Cork MJ, Faergemann J, et al. Bathing and cleansing in newborns from day 1 to first year of life: recommendations from a European round table meeting. J Eur Acad Dermatol Venereol. 2009; 23(7):751–759. PMID: 19646134.

Bonchak JG, Prouty ME, de la Feld SF. Prevalence of Contact Allergens in Personal Care Products for Babies and Children. Dermatitis. 2018; 29(2):81–84. PMID: 29494392.

Draelos ZD. The science behind skin care: Moisturizers. J Cosmet Dermatol. 2018; 17(2):138–144. PMID: 29319217.

Karagounis TK, Gittler JK, Rotemberg V, et al. Use of "natural" oils for moisturization: Review of olive, coconut, and sunflower seed oil. Pediatr Dermatol. 2019; 36(1):9–15. PMID: 30152555.

Vaughn AR, Clark AK, Sivamani RK, et al. Natural Oils for Skin-Barrier Repair: Ancient Compounds Now Backed by Modern Science. Am J Clin Dermatol. 2018; 19(1):103–117. PMID: 28707186.

Sonnenschutz für Kinder

Berneburg M, Surber C. Children and sun protection. Br J Dermatol. 2009; 161 Suppl 3:33–39. PMID: 19775355.

Diaz JH, Nesbitt LT Jr. Sun exposure behavior and protection: recommendations for travelers. J Travel Med. 2013; 20(2):108–118. PMID: 23464719.

Raymond-Lezman JR, Riskin S. Attitudes, Behaviors, and Risks of Sun Protection to Prevent Skin Cancer Amongst Children, Adolescents, and Adults. Cureus. 2023; 15(2):e34934. PMID: 36938200.

Raymond-Lezman JR, Riskin SI. Benefits and Risks of Sun Exposure to Maintain Adequate Vitamin D Levels. Cureus. 2023; 15(5):e38578. PMID: 37284402.

Die Haut von Neugeborenen

Käseschmiere

Singh G, Archana G. Unraveling the mystery of vernix caseosa. Indian J Dermatol. 2008; 53(2):54–60. PMID: 19881987.

Postnatale Desquamation

Monteagudo B, Labandeira J, León-Muiños E, et al. Descamación fisiológica en el recién nacido: epidemiología y factores predisponentes [Physiological desquamation of the newborn: epidemiology and predisposing factors]. Actas Dermosifiliogr. 2011; 102(5):391–394. Spanish. PMID: 21411049.

Nabelpflege

Stewart D, Benitz W; Committee on Fetus and Newborn. Umbilical Cord Care in the Newborn Infant. Pediatrics. 2016; 138(3):e20162149. PMID: 27573092.

Windelpflege

Burdall O, Willgress L, Goad N. Neonatal skin care: Developments in care to maintain neonatal barrier function and prevention of diaper dermatitis. Pediatr Dermatol. 2019; 36(1):31–35. PMID: 30506880.

Milien

Berk DR, Bayliss SJ. Milia: a review and classification. J Am Acad Dermatol. 2008; 59(6):1050–1063. PMID: 18819726.

Talgdrüsenhyperplasie

Farci F, Rapini RP. Sebaceous Hyperplasia. 2023. In: StatPearls [Internet]. Treasure Island (FL): StatPearls Publishing; 2025. PMID: 32965819.

Babyakne

Antoniou C, Dessinioti C, Stratigos AJ, et al. Clinical and therapeutic approach to childhood acne: an update. Pediatr Dermatol. 2009; 26(4):373–380. PMID: 19689511.

Friedlander SF, Baldwin HE, Mancini AJ, et al. The acne continuum: an age-based approach to therapy. Semin Cutan Med Surg. 2011; 30(3 Suppl):S6–11. PMID: 21943566.

Saugblasen

Hendrik HD. Sucking-pads and primitive sucking reflex. J Neonatal Perinatal Med. 2013; 6(4):281–283. PMID: 24441083.

Kopfgneis

Nobles T, Harberger S, Krishnamurthy K. Cradle Cap. 2023. In: StatPearls [Internet]. Treasure Island (FL): StatPearls Publishing; 2025. PMID: 30285358.

Die kleinen, großen Notfälle im Kindesalter

Wunden

Henton J, Jain A. Cochrane corner: water for wound cleansing. J Hand Surg Eur Vol. 2012; 37(4):375–376. PMID: 22532613.

Singer AJ, Dagum AB. Current management of acute cutaneous wounds. N Engl J Med. 2008; 359(10):1037–1046. PMID: 18768947.

Verbrennung

Königs I, Fattouh M. Management thermischer Verletzungen im Kindesalter. Notfallmedizin up2date. 2017; 12(1), 95–111.

Wundrose

Galli L, Venturini E, Bassi A, et al. Common Community-acquired Bacterial Skin and Soft-tissue Infections in Children: an Intersociety Consensus on Impetigo, Abscess, and Cellulitis Treatment. Clin Ther. 2019; 41(3):532–551.e17. PMID: 30777258.

Juckreiz

Cevikbas F, Lerner EA. Physiology and Pathophysiology of Itch. Physiol Rev. 2020; 100(3):945–982. PMID: 31869278.

Ghali H, Albers SE. An updated review on the safety of N, N-diethyl-meta-toluamide insect repellent use in children and the efficacy of natural alternatives. Pediatr Dermatol. 2024; 41(3):403–409. PMID: 38682561.

Gibson JC, Marro L, Brandow D, et al. Biomonitoring of DEET and DCBA in Canadian children following typical protective insect repellent use. Int J Hyg Environ Health. 2023; 248:114093. PMID: 36508962.

Metz M, Elberskirch M, Reuter C, et al. Efficacy of Concentrated Heat for Treatment of Insect Bites: A Real-world Study. Acta Derm Venereol. 2023; 103:adv11592. PMID: 37358395.

Ständer S, Zeidler C, Augustin M, et al. S2k guideline: Diagnosis and treatment of chronic pruritus. J Dtsch Dermatol Ges. 2022; 20(10):1387–1402. PMID: 36252071.

Vander Does A, Labib A, Yosipovitch G. Update on mosquito bite reaction: Itch and hypersensitivity, pathophysiology, prevention, and treatment. Front Immunol. 2022; 13:1024559. PMID: 36211437.

Weisshaar E, Szepietowski JC, Dalgard FJ, et al. European S2k Guideline on Chronic Pruritus. Acta Derm Venereol. 2019; 99(5):469–506. PMID: 30931482.

Allergische Reaktionen

Atanaskovic-Markovic M, Gomes E, Cernadas JR, et al. Diagnosis and management of drug-induced anaphylaxis in children: An EAACI position paper. Pediatr Allergy Immunol. 2019; 30(3):269–276. PMID: 30734362.

Guarrera M. Polymorphous Light Eruption. Adv Exp Med Biol. 2017; 996:61–70. PMID: 29124691.

Halken S, Muraro A, de Silva D, et al. EAACI guideline: Preventing the development of food allergy in infants and young children (2020 update). Pediatr Allergy Immunol. 2021; 32(5):843–858. PMID: 33710678.

Kleine-Tebbe J, Waßmann-Otto A, Mönnikes H. Nahrungsmittelallergien und andere -unverträglichkeiten : Bedeutung, Begriffe und Begrenzung [Food Allergy and Intolerance : Distinction, Definitions and Delimitation]. Bundesgesundheitsblatt Gesundheitsforschung Gesundheitsschutz. 2016; 59(6):705–722. German. PMID: 27215624.

Légeret C, Furlano R, Stienen Y, et al. Coeliac disease: Evaluation of diagnosis in children and teenagers. Z Evid Fortbild Qual Gesundhwes. 2021; 1m67:1–5. PMID: 34815196.

Neumann NJ, Hölzle E, Lehmann P, et al. Polymorphe Lichtdermatose [Polymorphous light dermatoses]. J Dtsch Dermatol Ges. 2004; 2(3):220–224, 226. German. PMID: 16281641.

Tedner SG, Asarnoj A, Thulin H, et al. Food allergy and hypersensitivity reactions in children and adults-A review. J Intern Med. 2022; 291(3):283–302. PMID: 34875122.

Tsabouri S, Atanaskovic-Markovic M. Skin eruptions in children: Drug hypersensitivity vs viral exanthema. Pediatr Allergy Immunol. 2021; 32(5):824–834. PMID: 33621365.

Krankheitsbilder

Windeldermatitis

Atherton DJ. Understanding irritant napkin dermatitis. Int J Dermatol. 2016; 55 Suppl 1:7–9 PMID: 27311779.

Chiriac A, Wollina U. Diaper dermatitis-a narrative review of clinical presentation, subtypes, and treatment. Wien Med Wochenschr. 2024; 174(11–12):246–256. English. PMID: 37861874.

Fölster-Holst R, Buchner M, Proksch E. Windeldermatitis [Diaper dermatitis]. Hautarzt. 2011; 62(9):699–708; quiz 709. German. PMID: 21882101.

Neurodermitis

Napolitano M, Fabbrocini G, Martora F, et al. Children atopic dermatitis: Diagnosis, mimics, overlaps, and therapeutic implication. Dermatol Ther. 2022; 35(12):e15901. PMID: 36200594.

Werfel T, Heratizadeh A, Aberer W, et al. S3 Guideline Atopic dermatitis: Part 1 – General aspects, topical and non-drug therapies, special patient groups. J Dtsch Dermatol Ges. 2024; 22(1):137–153. PMID: 38171719.

Lippenleckekzem

Stone RJ, Labert GM, Norman RA. Lip-Lick Cheilitis and Its Connection to the Brain. Cureus. 2024; 16(7):e64312. PMID: 39130820.

Kleinkindakne

Eichenfield LF, Krakowski AC, Piggott C, et al. Evidence-based recommendations for the diagnosis and treatment of pediatric acne. Pediatrics. 2013; 131 Suppl 3:S163–S186. PMID: 23637225.

Poole CN, McNair V. Infantile Acne. 2023. In: StatPearls [Internet]. Treasure Island (FL): StatPearls Publishing; 2025. PMID: 31082168.

Nesselsucht (Urtikaria)

Caffarelli C, Duse M, Martelli A, et al. Urticaria in childhood. Acta Biomed. 2020; 91(11–S): e2020013. PMID: 33004783.

Caffarelli C, Paravati F, El Hachem M, et al. Management of chronic urticaria in children: a clinical guideline. Ital J Pediatr. 2019; 45(1):101. PMID: 31416456.

Santa C, Valente CL, Mesquita M, et al. Acute urticaria in children: from pediatric Emergency Department to allergology consultation at a Central Hospital. Eur Ann Allergy Clin Immunol. 2022; 54(4):168–174. PMID: 33944542.

Muttermale

Hübner IM, Breitbart E, Wenzel G, et al. S3-Leitlinie Prävention von Hautkrebs: Evaluation und Aktualisierungsprozess [S3 guideline on skin cancer prevention: evaluation and updating procedure]. Dermatologie (Heidelb). 2023; 74(4):262–269. German. PMID: 36881124.

Wood BA. Paediatric melanoma. Pathology. 2016; 48(2):155–165. PMID: 27020388.

Hämangiom

Anderson KR, Schoch JJ, Lohse CM, et al. Increasing incidence of infantile hemangiomas (IH) over the past 35 years: Correlation with decreasing gestational age at birth and birth weight. J Am Acad Dermatol. 2016; 74(1):120–126. PMID: 26494585.

Hoeger PH, Harper JI, Baselga E, et al. Treatment of infantile haemangiomas: recommendations of a European expert group. Eur J Pediatr. 2015; 174(7):855–865. PMID: 26021855.

Navarro-Triviño FJ, Ruíz-Villaverde R, Naranjo-Sintes R. Infantile hemangioma and ß-blockers: When, how, and why? Actas Dermosifiliogr. 2016; 107(7): 601–602. English, Spanish. PMID: 27208910.

Naevus flammeus

Große-Buening S, Raulin C. Feuermale im Säuglingsalter – Update zur Behandlung: Wie und Wann? J Derm 2017; 23:211–216.

Karsai S, Raulin C. Treating pediatric port-wine stains without general anesthesia. J Dtsch Dermatol Ges. 2023; 21(2):185–187. Erratum in: J Dtsch Dermatol Ges. 2023; 21(5):570. PMID: 36748827.

Borkenflechte

Koning S, van Suijlekom-Smit LW, Nouwen JL, et al. Fusidic acid cream in the treatment of impetigo in general practice: double blind randomised placebo controlled trial. BMJ. 2002; 324(7331):203–206. PMID: 11809642.

Schöfer H, Bruns R, Effendy I, et al. S2k + IDA Leitlinie: Diagnostik und Therapie Staphylococcus-aureus-bedingter Infektionen der Haut und Schleimhäute. Chemother J. 2011; 20:141–156.

Scharlach

Wessels MR. Streptococcus pyogenes Pharyngitis and Scarlet Fever. 2022. In: Ferretti JJ, Stevens DL, Fischetti VA, editors. Streptococcus pyogenes: Basic Biology to Clinical Manifestations [Internet]. 2nd ed. Oklahoma City (OK): University of Oklahoma Health Sciences Center 2022; Chapter 22. PMID: 36479768.

Hand-Fuß-Mund

Kimmis BD, Downing C, Tyring S. Hand-foot-and-mouth disease caused by coxsackievirus A6 on the rise. Cutis. 2018; 102(5):353-356. PMID: 30566537.

Leung AKC, Lam JM, Barankin B, et al. Hand, Foot, and Mouth Disease: A Narrative Review. Recent Adv Inflamm Allergy Drug Discov. 2022; 16(2):77–95. PMID: 36284392.

Drei-Tage-Fieber

Leung AK, Lam JM, Barankin B, et al. Roseola Infantum: An Updated Review. Curr Pediatr Rev. 2024; 20(2):119–128. PMID: 36411550.

Stone RC, Micali GA, Schwartz RA. Roseola infantum and its causal human herpesviruses. Int J Dermatol. 2014; 53(4):397–403. PMID: 24673253.

Ringelröteln

Leung AKC, Lam JM, Barankin B, et al. Erythema Infectiosum: A Narrative Review. Curr Pediatr Rev. 2024; 20(4):462–471. PMID: 37132144.

Dittmer FP, Guimarães CM, Peixoto AB, et al. Parvovirus B19 Infection and Pregnancy: Review of the Current Knowledge. J Pers Med. 2024; 14(2):139. PMID: 38392573.

Röteln

Winter AK, Moss WJ. Rubella. Lancet. 2022; 399(10332):1336–1346. PMID: 35367004.

Masern

Carazo S, Billard MN, Boutin A, et al. Effect of age at vaccination on the measles vaccine effectiveness and immunogenicity: systematic review and meta-analysis. BMC Infect Dis. 2020; 20(1):251. PMID: 32223757.

Moss WJ. Measles. Lancet. 2017, 390(10111):2490-2502. PMID: 28673424.

COVID-Zehen

Molaee H, Emadi SN, M Imunya JMN, et al. Chilblain or perniosis-like skin lesions in children during the COVID-19 pandemic: A systematic review of articles. Dermatol Ther. 2022; 35(3):e15298. PMID: 34981615.

Warzen

Abeck D, Tetsch L, Lüftl M, et al. Extragenitale kutane Warzen – Klinik, Diagnose und Therapie. J Dtsch Dermatol Ges. 2019; 17(6):613–636. PMID: 31241844.

Windpocken

Andrei G, Snoeck R. Advances and Perspectives in the Management of Varicella-Zoster Virus Infections. Molecules. 2021; 26(4):1132. PMID: 33672709.

Sauerbrei A. Diagnosis, antiviral therapy, and prophylaxis of varicella-zoster virus infections. Eur J Clin Microbiol Infect Dis. 2016; 35(5):723–734. PMID: 26873382.

Herpes simplex

Hornor G. Ano-genital herpes in children. J Pediatr Health Care. 2006; 20(2):106–114. PMID: 16522487.

Huang CW, Hsieh CH, Lin MR, et al. Clinical features of gingivostomatitis due to primary infection of herpes simplex virus in children. BMC Infect Dis. 2020; 20(1):782. PMID: 33081701.

Pilzinfektion

Gupta AK, Polla Ravi S, Wang T, et al. An update on tinea capitis in children. Pediatr Dermatol. 2024; 41(6):1030–1039. PMID: 39113245.

Kelly BP. Superficial fungal infections. Pediatr Rev. 2012; 33(4):e22–37. PMID: 22474120.

Mayser P, Nenoff P, Reinel D, et al. S1 guidelines: Tinea capitis. J Dtsch Dermatol Ges. 2020; 18(2):161–179. PMID: 32026639.

Nenoff P, Reinel D, Mayser P, et al. S1 Guideline onychomycosis. J Dtsch Dermatol Ges. 2023; 21(6):678–692. PMID: 37212291.

Sahoo AK, Mahajan R. Management of tinea corporis, tinea cruris, and tinea pedis: A comprehensive review. Indian Dermatol Online J. 2016; 7(2):77–86. PMID: 27057486.

Soor

Bonifaz A, Rojas R, Tirado-Sánchez A, et al. Superficial Mycoses Associated with Diaper Dermatitis. Mycopathologia. 2016; 181(9–10):671–679. PMID: 27193417.

Quindós G, Gil-Alonso S, Marcos-Arias C, et al. Therapeutic tools for oral candidiasis: Current and new antifungal drugs. Med Oral Patol Oral Cir Bucal. 2019; 24(2):e172–e180. PMID: 30818309.

Borreliose

Deutsche Dermatologische Gesellschaft e. V. (Hrsg.). S2k-Leitlinie Kutane Lyme Borreliose. AWMF-Leitlinien-Register Nr. 013/044, 2023. https://register.awmf.org/assets/guidelines/013-044l_S2k_Kutane_Lyme_Borreliose_2024-06.pdf.

Kopfläuse

Leung AKC, Lam JM, Leong KF, et al. Paediatrics: how to manage pediculosis capitis. Drugs Context. 2022; 11:2021-11-3. PMID: 35371269.

Flöhe

Anderson J, Saleh HM, Paterek E. Flea Bites. 2024. In: StatPearls [Internet]. Treasure Island (FL): StatPearls Publishing; 2025. PMID: 31082162.

Bitam I, Dittmar K, Parola P, et al. Fleas and flea-borne diseases. Int J Infect Dis. 2010; 14(8):e667–676. PMID: 20189862.

Blanton LS, Walker DH. Flea-Borne Rickettsioses and Rickettsiae. Am J Trop Med Hyg. 2017; 96(1):53–56. PMID: 27799640.

Bettwanzen

Akhoundi M, Zumelzu C, Sereno D, et al. Bed Bugs (Hemiptera, Cimicidae): A Global Challenge for Public Health and Control Management. Diagnostics (Basel). 2023; 13(13):2281. PMID: 37443675.

Doggett SL, Dwyer DE, Peñas PF, et al. Bed bugs: clinical relevance and control options. Clin Microbiol Rev. 2012; 25(1):164–192. PMID: 22232375.

Grasmilben

Alexander L, Chen RJ, Buckley CJ. Chigger Bites and Trombiculiasis. 2024. In: StatPearls [Internet]. Treasure Island (FL): StatPearls Publishing; 2025. PMID: 30860763.

Chen K, Roe RM, Ponnusamy L. Biology, Systematics, Microbiome, Pathogen Transmission and Control of Chiggers (Acari: Trombiculidae, Leeuwenhoekiidae) with Emphasis on the United States. Int J Environ Res Public Health. 2022; 9(22):15147. PMID: 36429867.

Krätze

Engelman D, Yoshizumi J, Hay RJ, et al. The 2020 International Alliance for the Control of Scabies Consensus Criteria for the Diagnosis of Scabies. Br J Dermatol. 2020; 183(5):808–820. PMID: 32034956.

Salavastru CM, Chosidow O, Boffa MJ, et al. European guideline for the management of scabies. J Eur Acad Dermatol Venereol. 2017; 31(8):1248–1253. PMID: 28639722.

Sunderkötter C, Wohlrab J, Hamm H. Scabies: Epidemiology, Diagnosis, and Treatment. Dtsch Arztebl Int. 2021; 118(41):695–704. PMID: 34615594.

Bildquellen

S. 1	© triocean | Shutterstock.com
S. 2	Karl H. Wesker (Hautquerschnitt)
S. 6 (oben)	© New Africa | Shutterstock.com
S. 6 (mitte)	© Alexander Mak | Shutterstock.com
S. 6 (unten)	© In Green | Shutterstock.com
S. 7	© New Africa | Shutterstock.com
S. 15	© Lopolo | Shutterstock.com
S. 16	© eggeegg | Shutterstock.com
S. 23	© Antonio Gravante | Shutterstock.com
S. 24	© Svetlana Satsiuk | Shutterstock.com
S. 26	© Natalia Lebedinskaia | Shutterstock.com
S. 27 (links)	© Cerrotalavan | Shutterstock.com
S. 27 (rechts)	© Cavan-Images | Shutterstock.com
S. 29 (links)	© Eaaw | Shutterstock.com
S. 29 (rechts)	© HenadziPechan | Shutterstock.com
S. 32	© DonyaHHI | Shutterstock.com
S. 35	© MIA Studio | Shutterstock.com
S. 46	© Ivanova Ksenia | Shutterstock.com
S. 48 (oben)	© alexeisido | Shutterstock.com
S. 48 (unten)	© Skylines | Shutterstock.com
S. 51 (oben)	© Andy Shell | Shutterstock.com
S. 51 (unten)	© Phawat | Shutterstock.com
S. 53 (oben)	© New Africa | Shutterstock.com
S. 53 (unten)	© Maksimov Andrey 1984 | Shutterstock.com
S. 55	© nidchita | Shutterstock.com
S. 57 (oben)	© Nermin1989 | Shutterstock.com
S. 57 (unten)	© Maryna Kulchytska | Shutterstock.com
S. 59 (oben)	© ANNA GRANT | Shutterstock.com
S. 59 (unten)	© szmuli | Shutterstock.com

Bildquellen

S. 61	© sdf_qwe | Shutterstock.com
S. 63	© Mihiripix | Shutterstock.com
S. 65	© Lukassek | Shutterstock.com
S. 67	© Anucha Naisuntorn | Shutterstock.com
S. 69 (oben)	© wk1003mike | Shutterstock.com
S. 69 (unten)	© wk1003mike | Shutterstock.com
S. 71	© Yevhen Prozhyrko | Shutterstock.com
S. 73	© Aleksandr Finch | Shutterstock.com
S. 75	© Natalya_Maisheva | Shutterstock.com
S. 77	© Chris Curry | Shutterstock.com
S. 79	© Aisylu Ahmadieva | Shutterstock.com
S. 81	© JaboWeba | Shutterstock.com
S. 82	© Shevtsova Yuliya | Shutterstock.com
S. 85 (oben)	© Levent Konuk | Shutterstock.com
S. 85 (unten)	© oes | Shutterstock.com
S. 87	© Photo Win1 | Shutterstock.com
S. 89	© Victoria 1 | Shutterstock.com
S. 90	© Fotoarchiv Dr. Bradfisch
S. 93 (oben)	© srisakorn wonglakorn | Shutterstock.com
S. 93 (unten)	© khunkornStudio | Shutterstock.com
S. 95	© Andrey_Popov | Shutterstock.com
S. 97	© almo Creative | Shutterstock.com
S. 99	© almo Creative | Shutterstock.com
S. 101	© almo Creative | Shutterstock.com
S. 103	© DonyaHHI | Shutterstock.com
S. 103	© Juliya Shangarey | Shutterstock.com
Kapitel 8	Illustration Kleinkind: © uika | Shutterstock.com

Weiterführende Informationen zu Hautthemen

Allergien & Nesselsucht

www.allum.de

Informationen zu Allergien, Umweltfaktoren und hautbezogenen Reaktionen wie Kontaktallergien und Neurodermitis

www.aak.de

Die Arbeitsgemeinschaft Allergiekrankes Kind e.V. mit praktischen Tipps für den Alltag mit Allergien

www.allergieinformationsdienst.de

Wissenschaftlich fundierte Informationen zu Allergien, Neurodermitis und Urtikaria

www.nesselsuchtinfo.de

Umfassende Informationen zur Nesselsucht (Urtikaria), inklusive Diagnose- und Behandlungsmöglichkeiten

Erste Hilfe

https://acht.johanniter.de

Ratgeber der Johanniter mit Informationen zur Ersten Hilfe bei Hautverletzungen und Hautschutzmaßnahmen

www.kindersicherheit.de

Praktische Tipps zur Unfallvermeidung wie zur Ersten Hilfe am Kind

Neurodermitis

www.neurodermitisschulung.de

Schulungsangebote für Eltern und Kinder zum besseren Umgang mit Neurodermitis

www.neurodermitis.net

Der Bundesverband Neurodermitis e.V. bietet Beratung, Austausch und aktuelle Informationen für Betroffene

Sonnenschutz

www.unserehaut.de

Wissenswertes zur Hautgesundheit mit Schwerpunkt auf Hautkrebsprävention, Sonnenschutz und Früherkennung

Alle Themen rund um Kinderhauterkrankungen, Hautpflege & Sonnenschutz

www.Kindergesundheit-info.de

Das Portal der Bundeszentrale für gesundheitliche Aufklärung mit verständlichen Erklärungen zu Hautproblemen, Hautpflege und Prävention

www.kinderaerzte-im-netz.de

Fachliche Informationen von Kinderärzten zu Hautpflege, Sonnenschutz, Hautkrankheiten und Therapieoptionen

Glossar

Benzoylperoxid (BPO)

Ein Wirkstoff gegen Akne, der antibakteriell wirkt und überschüssigen Talg reduziert. Er hilft, verstopfte Poren zu öffnen und Entzündungen zu bekämpfen.

Gerbstoffe

Kommen natürlich in Schwarztee oder Eichenrinde vor und haben eine zusammenziehende Wirkung. Sie trocknen leicht aus, hemmen Entzündungen und lindern Juckreiz. Besonders hilfreich bei gereizter Haut oder nässenden Ekzemen.

Glycerin

Ein bewährter Feuchtigkeitsspender, der Wasser in der Haut bindet und sie geschmeidig hält. Häufig in Cremes und Lotionen enthalten, um trockene Haut zu beruhigen und ihre natürliche Schutzbarriere zu stärken.

Kortison

Ein hochwirksames Mittel gegen Entzündungen und Juckreiz. In niedriger Dosierung kann es leichte Ekzeme oder allergische Hautreaktionen gut in den Griff bekommen. Bei langfristiger Anwendung über viele Wochen und Monate kann es allerdings Nebenwirkungen wie dünnere Haut, Gefäßveränderungen oder verstärkten Haarwuchs verursachen. Bei einer kurzzeitigen Anwendung sind auch bei Kindern keine Nebenwirkungen zu erwarten.

Kryotherapie

Eine Methode zur Warzenentfernung, bei der die betroffene Hautstelle mit flüssigem Stickstoff oder speziellen Kältesprays vereist wird. Die Kälte zerstört das infizierte Gewebe, das anschließend abgestoßen wird. Kann kurzfristig schmerzhaft sein, ist aber oft sehr effektiv.

Lotio (Schüttelmixtur)

Eine flüssige Zubereitung, die vor Gebrauch geschüttelt wird, damit sich alle Bestandteile gleichmäßig verteilen. Sie wirkt leicht kühlend und austrocknend, weshalb sie bei nässenden oder juckenden Hautstellen angewendet wird. Oft enthält sie Zinkoxid, das die Haut beruhigt und schützt.

Menthol

Menthol stammt aus Minzölen und wird in Cremes, Gelen oder Salben eingesetzt. Es stimuliert Kälterezeptoren und sorgt für einen kühlenden Effekt, der Juckreiz und leichte Schmerzen lindern kann, indem er das Juckreizsignal überlagert. Für Kleinkinder ist Menthol nicht geeignet, da es Hautirritationen und Atemprobleme auslösen kann. Eine Anwendung wird erst ab dem 3. Lebensjahr empfohlen.

Mikroflora

Die Mikroflora bezeichnet die natürlichen Bakterien und Mikroorganismen, die auf der Haut und auch auf der Mundschleimhaut leben. Sie schützen vor schädlichen Keimen und helfen, das natürliche Gleichgewicht zu erhalten. Bei Babys ist diese Schutzschicht noch im Aufbau und sehr empfindlich.

Panthenol

Bekannt als Provitamin B5. Fördert die Wundheilung, beruhigt gereizte Haut und spendet Feuchtigkeit. Hilfreich bei trockener, empfindlicher oder irritierter Haut.

Polidocanol

Polidocanol, auch bekannt als Lauromacrogol 400, ist ein Wirkstoff, der Juckreiz lindert und gereizte Haut beruhigt. Es wirkt, indem es die Nervenenden in der Haut leicht betäubt – so werden Juckreize weniger stark weitergeleitet. Zusätzlich sorgt Polidocanol für einen kühlenden Effekt, der den Juckreiz weiter mindert.

Retinoide

Vitamin-A-Derivate, die die Zellerneuerung anregen und gegen Akne, Hautalterung oder Verhornungsstörungen eingesetzt werden. Retinoide wie Retinol oder Tretinoin helfen, die Hautstruktur zu verbessern, können aber in den ersten Wochen Rötungen oder Trockenheit verursachen.

Salicylsäure

Löst verhornte Hautzellen und hilft bei Warzen. Bei Erwachsenen meist gut verträglich, doch bei Kindern ist Vorsicht geboten: Über die Haut kann der Wirkstoff in den Körper gelangen und die Nieren belasten. In hohen Mengen kann es sogar zu Vergiftungserscheinungen kommen. Deshalb bei Kindern nur gezielt und ansonsten nach Rücksprache mit dem Arzt anwenden.

Urea (Harnstoff)

Ein natürlicher Feuchthaltefaktor der Haut, der in niedrigen Konzentrationen in Cremes Feuchtigkeit spendet und bei trockener Haut helfen kann. Höhere Konzentrationen (ab 10 %) wirken zudem hornlosend und können daher bei leichten Verhornungen hilfreich angewendet werden. Doch Vorsicht ist bei kleinen Kindern geboten. Urea kann zu Brennen führen, das bei Kindern unter drei Jahren nicht kommuniziert werden kann.

Vaseline

Dieses hochgereinigte Mineralöl hat einen starken okklusiven Effekt, das heißt, sie bildet einen luft- und wasserundurchlässigen Film auf der Haut. Dadurch schützt sie vor Feuchtigkeitsverlust, hilft der Haut zu regenerieren und kann als Barriere gegen äußere Reizstoffe dienen. Besonders nützlich bei Lippenleckekzem oder Saugblasen bei Babys. Der Nachteil: Sie lässt die Haut nicht „atmen" und sollte deshalb nicht großflächig oder dauerhaft angewendet werden, da die Haut sonst verlernt, selbst Fette zu produzieren, was langfristig zu Austrocknung führen kann.

Zinkoxid

Ein mineralischer Wirkstoff mit entzündungshemmenden, austrocknenden und schützenden Eigenschaften. Häufig ist es in Wundschutzcremes und Salben wie Pasten gegen nässende Hautreizungen und Wunden enthalten.

Index